essentials

Essentials liefern aktuelles Wissen in konzentrierter Form. Die Essenz dessen, worauf es als „State-of-the-Art" in der gegenwärtigen Fachdiskussion oder in der Praxis ankommt. *Essentials* informieren schnell, unkompliziert und verständlich

- als Einführung in ein aktuelles Thema aus Ihrem Fachgebiet
- als Einstieg in ein für Sie noch unbekanntes Themenfeld
- als Einblick, um zum Thema mitreden zu können

Die Bücher in elektronischer und gedruckter Form bringen das Fachwissen von Springerautor*innen kompakt zur Darstellung. Sie sind besonders für die Nutzung als eBook auf Tablet-PCs, eBook-Readern und Smartphones geeignet. *Essentials* sind Wissensbausteine aus den Wirtschafts-, Sozial- und Geisteswissenschaften, aus Technik und Naturwissenschaften sowie aus Medizin, Psychologie und Gesundheitsberufen. Von renommierten Autor*innen aller Springer-Verlagsmarken.

Rainer Heide

Die bedürfnisorientierte Patientenverfügung

Ein neues Konzept selbstbestimmter und zukunftsoffener Willensäußerung

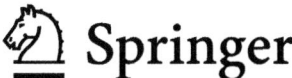 Springer

Rainer Heide
FB Techniksoziologie, Universität Passau
Passau, Deutschland

ISSN 2197-6708   ISSN 2197-6716   (electronic)
essentials
ISBN 978-3-662-72255-8   ISBN 978-3-662-72256-5   (eBook)
https://doi.org/10.1007/978-3-662-72256-5

Die Deutsche Nationalbibliothek verzeichnet diese Publikation in der Deutschen Nationalbibliografie; detaillierte bibliografische Daten sind im Internet über https://portal.dnb.de abrufbar.

Was Sie in diesem *essential* finden können

- Konzeptionen von Krankheit
- Der kranke Mensch – eine Konstruktion
- Selbstbestimmung und Autonomie als Grundrechte
- Was für Willenskonstruktionen gibt es?
- Diskussion von aktuellen Patientenvollmachten
- Eine bedürfnisorientierte Patientenvollmacht

Vorwort

Der Wunsch der meisten Menschen ist ein selbstbestimmtes, freies Leben. Dazu bedarf es als Voraussetzung eine dies zu realisierende Gesundheit.

Gesundheit allerdings ist kein statischer Zustand, sondern ein dem Alter geschuldeter vergänglicher Prozess. Es ist ein fragiler Zustand der eigenen Homöostase[1], der Stabilität, der sehr schnell Veränderungen erfahren kann. Sei es durch traumatische Ereignisse, sei es durch plötzlich auftretende, beispielsweise (Infektions-)Krankheiten oder sei es durch lange pathophysiologische[2] Prozesse, deren Konsequenz eine pathische[3] Wahrnehmung der eigenen Situation und Veränderung ist. Für uns Menschen gilt es nun, den Umgang mit diesen Erkrankungen und deren Konsequenzen zu erlernen und zu begreifen. Der Zustand der eigenen Verletzlichkeit und die Wahrnehmung der eigenen Endlichkeit führt häufig dazu, sich über Prozesse und Strukturen im Kontext der eigenen Vulnerabilität und der daraus resultierenden externen Unterstützungsleistungen Gedanken zu machen. Dies geschieht, um die eigene Selbstbestimmtheit noch in eine Selbstverwirklichung führen zu können. Dabei sollen therapeutische und pflegerische Prozesse aufgegriffen und festgelegt werden, die für unsere eigene Zukunft im Sinne einer selbstverwirklichenden zukünftigen Handlungsbestimmung definiert und gebraucht werden.

Patientenverfügungen stellen heutzutage ein starkes Instrument zur Darstellung von Behandlungswünschen von Patient*innen als Resultat freier

---

[1] Gleichgewicht körperlicher Funktionen

[2] Pathophysiologie: Lehre von den krankhaft veränderten Körperfunktionen, ihren Entstehungen und Verlauf

[3] Nicht das selbstbestimmte, sondern das (er-)leidende Leben, hier also der leidenden Wahrnehmung

Willensentscheidungen und Akt der Selbstbestimmtheit dar. Das Nachdenken über Möglichkeiten von Behandlungen oder auch das Unterlassen medizinischer Maßnahmen ist dabei der entscheidende Gedanke von Patientenverfügungen. In Situationen, in denen Menschen glauben, sie seien nicht mehr ausreichend entscheidungsfähig oder haben nicht mehr die kommunikativen Möglichkeiten zu Entscheidungsfindung, soll mit einer Patientenverfügung Sicherheit für die Zukunft geschaffen werden. Patientenverfügungen sollten dabei den Willen von Patient*innen für zukünftige Behandlungen und Pflegesituationen, Notfälle sowie chronisch fortschreitende Erkrankungen abbilden. Die Überlegungen zu Ereignissen, deren Eintreten und Verlauf sich nicht konkret vorhersagen lässt, sondern nur angenommen werden kann, erschweren dieses Vorhaben.

Einerseits liegen selbst medizinisch gebildete Berufs-Experten*innen nicht genügend Informationen über mögliche Therapie-, Behandlungs- oder Pflegemöglichkeiten in der Zukunft vor.

Andererseits erstellt man diesen wichtigen zukünftigen Handlungsplan aufgrund eigenen aktuellen Wissens und muss oft situativ aufgrund sich verändernder Bedingungen neu entscheiden. Diese beiden Faktoren für Unklarheit und Unsicherheit erschweren es, eine Patientenverfügung für die Zukunft treffen zu können. Hinzu kommt, dass die Patientenverfügung zudem auch eine deutliche Umsetzungsstärke und Gültigkeit für eine konkrete Situation besitzen soll.

Somit befinden sich die Patientenverfügungen in dem Zwiespalt der zu sichernde Vorsorge und Selbst-Fürsorglichkeit für die eigene Zukunft sowie der bestehenden Unsicherheit für zukünftige medizinische und pflegerische Kenntnisse. Dazu kommt die Offenheit der Planung eigener Lebensentwürfe und Krankheitsantizipationen.

Bestehende Patientenverfügungen fragen in der Regel **schematisch** zahlreiche Situationen ab, für die sich eine Option des Umganges und der Auswahl damit vorzustellen ist. Die Sichtweise der meisten bestehenden Patientenverfügungen liegt also auf dem Management von gesundheitlich krisenhaften Situationen, nicht so sehr auf der Sichtweise der betroffenen Menschen. Dies führt zu einer Objektivierung der betroffenen Personen. Aus diesem Grund orientiert sich die hier vorgestellt Patientenverfügung an den Bedürfnissen der betroffenen Menschen und ordnet dann entsprechende therapeutischen und pflegerische Items zu. Auch die sicher herausfordernde Möglichkeit mit eigenen Worten Wünsche und Erwartungen zu formulieren, ermöglicht über die Praxis des Schreibens einen reflektierenden motorisch begründeten Erkenntnisprozess.

Die Ernsthaftigkeit und Wichtigkeit dieser Niederschrift verdeutlicht die Tatsache, dass beispielsweise unser Lebensende in die Hände anderer Menschen gelegt werden kann und diese dann aufgrund des verfügten Willens in einer Patientenverfügung entscheiden können.

Aktuelle Patientenverfügungen sprechen verschiedene situativ herausfordernde Situationen der Behandlung an, fragen dann Entscheidungen dazu ab und versichern sich durch regelmäßig zu tätigende Unterschriften der Aktualität und Richtigkeit dieser Aussagen. Als medizinischer Laie ist man mit den unterschiedlichen Aussagen und Kenntnissen schnell überfordert und oft nicht in der Lage, seine Patientenverfügung in all ihren persönlichen Konsequenzen zu verstehen, zu erstellen und immer wieder zu aktualisieren.

Um die Einordnung und den Vergleich dieser Patientenverfügung zu ermöglichen, werden hinführend in den ersten Kapiteln zunächst Grundlagen zu Krankheit und Person, zur Frage des Willens und seiner gesellschaftlichen Einordnung sowie zu bereits vorliegenden Konzeptionen von Patientenverfügungen erfolgen. Ebenso werden die rechtlich bedeutsamen Normen vorgestellt, beschrieben und diskutiert.

Die vorliegende Arbeit soll eine Einführung in die wichtigen Punkte bestehender und zukünftiger Patientenvollmachten liefern und eine modernere Patientenvollmacht vorstellen, um damit nun die Blickrichtung der Erstellung auf eigen-verantwortete und selbstbestimmte Überlegungen zu einem Leben in einer zukünftigen vulnerablen Situation zu ändern.

Der erste Schwerpunkt der Patientenvollmacht im Kapitel 8/3 ist die Reflektion und Möglichkeit, mit eigenen Worten und nach entsprechender Beratung und Aufklärung verschiedenen Situationen für sich selbst zu beschreiben. In einem zweiten Schwerpunkt im Kapitel 8/4 werden zusätzlich pflegerische Aspekte für den Umgang in einer vulnerablen oder moribunden Situation berücksichtigt. Im dritten Schwerpunkt im Kapitel 8/5 werden alltägliche Lebensbedingungen beschrieben und in einem vierten Schwerpunkt im Kapitel 8/2 werden die Personen einbezogen, die gewünscht oder auch unerwünscht sind. Im Anhang von Kapitel 8/6 finden sich Vorschläge für Situationen nach dem Ableben eines Menschen sowie relevante Rechtstexte.

Diese neuere Patientenvollmacht soll die Möglichkeiten geben sich wiederholend der eigenen Situation zu vergewissern und diese zu reflektieren, um den aktuellen eigenen Status quo gegenüber dem Status quo ante abzugrenzen und schriftlich zu fixieren.

Das Buch richtet sich also mit dieser soziologischen und philosophischen Sicht eines Gesundheitswissenschaftlers auf die Patientenverfügung an gesundheitliche Fachkreise, aber auch an alle anderen interessierten Disziplinen und natürlich auch an die Personen, die möglicherweise einen tieferen und anderen Zugang zu Patientenverfügungen suchen.

Durch langjährige Lehrtätigkeit an der Evangelischen Hochschule Dresden, der Hochschule für angewandte Wissenschaften/HAW Hamburg sowie der FU Berlin hatte der Autor die Möglichkeit mit Studierenden und Kolleg*innen diese Themen zu diskutieren. Eine Vorlage der hier beschriebenen Patientenvollmacht zur Verwendung kann beim Autor per Mail angefordert werden: rainerheide@me.com

Rainer Heide

Danksagung

Für die Erstellung dieser Arbeit möchte ich besonders meiner Frau danken, die mir viele wertvolle Anregungen aus ihrer beruflichen Praxis gegeben hat und mich bei der Erstellung sehr unterstützt hat. Ebenso möchte ich den Kollegen Prof. Dr. Ulf Liedke von der evangelischen Hochschule Dresden und PD Dr. Thorsten Benkel von der Universität Passau danken. Ulf Liedke hat mir über viele Jahre der gemeinsamen Lehre und in der Reflektion erster Entwürfe wertvolle Hinweise aus der ethischen Perspektive geliefert. Thorsten Benkel hat als Soziologe zu Sepulkralkulturen geforscht und mich in diesem Bereich sehr unterstützt. Danken möchte ich auch Hr. Nando Haselhorst. Als angehender Gesundheitspsychologe und Medizinpädagoge (BA) hat er aus der angewandten Sicht in einer niedergelassenen ärztlichen Praxis lebensweltliche und praktische Ideen beigesteuert. Ebenso Dank an Frau Christine Schleussner, Psychologin in der Palliativversorgung am Universitätsklinikum Jena, die mir wertvolle Hinweise aus der palliativen und patientenzentrierten Sicht gegeben haben. Es sei dem Kurs IGM 24 im SoSe 2024 an der Hochschule für angewandte Wissenschaften HAW Hamburg gedankt. Die Lehre mit diesem Kurs und die daraus erwachsenden Diskussionen haben diese Arbeit ursächlich inspiriert. Zuletzt möchte ich noch besonders meiner Tochter danken, die mich als Soziologin mit konstruktiven Hinweisen sehr unterstützt hat.

Hinweis

Zur besseren Lesbarkeit wird in diesem Buch teilweise das generische Maskulinum verwendet. Die in diesem Buch verwendeten Personenbezeichnungen beziehen sich – sofern nicht anders kenntlich gemacht – auf alle Geschlechter und persönliche Identitäten.

Inhaltsverzeichnis

Über die Autor

Dipl.Biol. Rainer Heide Apotheker, Sozialwissenschaftler, Lehrbeauftragter Kommunikation und Ethik in Gesundheitsberufen
D: heide02@ads.uni-passau.de P: rainerheide@me.com

Gesundheit und Krankheit – Konzeptionen unseres Körpers

Ein wesentlicher Begriff, der im Verständnis der ethischen Diskussion im Gesundheitsbereich evident ist, bezeichnet das Wort „Krankheit". Dieser Begriff ist die zentrale Grundlage für das Thema „Patientenverfügung", denn Menschen stellen sich ungern der Situation über Krankheit und möglichen Tod nachdenken zu müssen oder zu wollen. Das Wort „Krankheit" ist eine Hülle, die nach Wittgenstein[1] erst durch unseren Umgang mit diesem Wort seine begriffliche Bedeutung erlangt und somit von vielen sich ändernden Faktoren abhängt und durch uns Menschen erzeugt wird. Und mit dieser Beschreibung wird die Bedeutung vieler ethischer Begriffe ebenfalls stets in einem sich ändernden Bild gesehen werden müssen. Allein die Unterscheidungen zwischen dem Begriff „Krankheit" (disease) als *biologische und pathologische* Funktionsbeschreibung, „Erkrankung" (illness) als *ontologische und epistemologische* Konzeption und „krank sein" (be sick) bzw. „sich krank fühlen", als individuelle und soziale Konzeption zeigen die unterschiedlichen Sichtweisen. Man kann auch die Unterscheidung zwischen Krankheitskonzeptionen und dem Krankheitsbegriff heranziehen, wobei die Konzeption die Ausdeutung der Struktur bezeichnet. Beispielsweise kann man erkrankt sein, ohne sich krank zu fühlen (z.B. Diabetes) oder die Frage: Ist Kurzsichtigkeit oder Lispeln eine Krankheit oder nur eine Ausprägung unserer menschlichen Körperlichkeit? Wann definieren wir uns selbst als krank? Bei dem Begriff der Krankheit handelt es sich um einen Versuch, Konstellationen von Anzeichen und Symptomen zu korrelieren, um sie zu erklären, vorherzusagen und zu beherrschen. Dieser Versuch unterliegt gewissen

---

[1] (Wittgenstein 1984), §43: „Die Bedeutung eines Wortes ist sein Gebrauch in der Sprache."

R. Heide, *Die bedürfnisorientierte Patientenverfügung,* essentials, https://doi.org/10.1007/978-3-662-72256-5_1

Schwierigkeiten, wie etwa Krankheiten zu vergegenständlichen oder als starre, unveränderliche Typen mit spezifischen Ätiologien[2] zu behandeln -beispielsweise durch die Einteilung in den ICD 10 Codes[3]. Christopher Boorse[4] hat ebendort die statistische Definition geprägt, nach der „Krankheit ...die Menge jener Zustände [ist], die von der vorherrschenden Kultur als schmerzhaft oder behindernd beurteilt werden und zugleich entweder von der statistischen Norm oder von einem Idealzustand abweichen.... Das Ideal selbst wiederum leitet sich teilweise von der statistischen Norm her und teilweise von den Abnormen, das als besonders wünschenswert gilt". Damit beschreibt Boorse einerseits die durch das statistische Mittel bedingte Definition von Gesundheit („normale Funktionalität" im Sinne biologischer Funktionalität) oder Krankheit und andererseits auch die sozialen und individuellen Einflussmöglichkeiten. Wie man den kranken Menschen, Patient*innen erlebt, hängt sehr stark mit der Beschreibung zusammen, dass der Krankheitsbegriff nicht der pathologischen Anschauung entsprungen ist, sondern unserer Vorstellung von Leiden.

Neben dieser medizinphilosophischen und kommunikativen Beschreibung gibt es noch eine weitere Annäherung an die Beschreibung von „Krankheit" – die soziale Beschreibung.

---

[2] Ätiologie ist die Lehre von medizinischen und psychologischen Ursachen und auslösenden Faktoren

[3] ICD 10: ICD-10-GM ist die internationale Klassifikation der Krankheiten und ist die amtliche Verschlüsselung von Diagnosen auch in Deutschland.

[4] (Boorse 1975)

Konstruktion von Patient*innen – eine soziale Beschreibung

Erkrankte Menschen sind Personen mit einer vulnerablen Konstitution, die einen ungewöhnlichen Status in der Gesellschaft einnehmen. Der gewöhnliche Status entspricht unserem Rollenverhalten (nach Goffman[1]) als arbeitende Menschen, Familienmenschen, gesellige Menschen usw. In jeder dieser Rollen nehmen uns Mitmenschen in einer bestimmten, auch körperlich klar umrissenen Figuration war. Die Veränderung in der Zeit wird nicht antizipiert, sondern geschieht durch körperliche und kognitive Veränderungen. Diese Veränderungen werden aber erst dann sozial relevant, wenn man die jeweilige Rolle nicht mehr auszufüllen in der Lage ist. Erkrankte Menschen erkennen i. d. R. diese ihre Verletzung der eigenen Homöostase[2]. Das Gleichgewicht des so vertrauten Körpers ist gestört. Im besten Fall lässt sich dieses Ungleichgewicht wieder heilen und man findet zu einer vertrauten und stabilen Situiertheit des eigenen Körpers zurück. Im schlechtesten Fall kann das für diese Patient*innen lange Krankheit, Leiden und letztlich den Tod bedeuten.

In der Darstellung von Krankheit als gesellschaftliche Konstruktion werden drei unterschiedliche Sichtweisen vorstellen. Diese drei Sichtweisen dienen dazu, die eigene Perspektive, die in Patientenverfügungen dargestellt werden soll, zu ergründen und zu reflektieren.

Um die unterschiedlichen Betrachtungsweisen von Krankheit deutlicher darzustellen, soll zunächst Krankheit als **konstitutives gesellschaftliches Element** beschreiben, gefolgt von Krankheit als **performativem Element** in der Gesellschaft und zuletzt als **strukturellem Element.**

---

[1] (Goffman 2007) Ja.

[2] Homöostase – Gleichgewicht physiologischer Körperfunktionen und der Psyche

R. Heide, *Die bedürfnisorientierte Patientenverfügung*, essentials, https://doi.org/10.1007/978-3-662-72256-5_2

2.1   Krankheit als konstitutives Element

Krankheit ist eine semantische[3] Darstellung, die es ermöglicht, nicht nur eine konkrete Krankheit zu benennen, sondern sie auch in den unterschiedlichen Facetten beschreiben und auf uns Menschen beziehen zu können. Diese Beschreibung dient Patienten für die eigenen Leidensdarstellung oder für die Heilberufe als nötige therapeutische Beschreibung. Durch diese Semantik und unsere Vorstellung von Krankheit wird ein Bild vom erkrankten Menschen in Bezug zur Gesellschaft konstituiert.

Das **konstitutive Element** beschreibt zunächst Krankheit als uns Menschen in dieser Situation kennzeichnendes Element. Krankheit ist neben der individuellen Leiderfahrung und Funktionseinbußen auch ein sozial zu erfahrendes Geschehen, in dem Individuen in bestimmter Weise mit der Gesellschaft interagieren, kommunizieren – z. B. sich behandeln lassen – und umgekehrt. Die Fokussierung auf die medizinische Behandlung als persönlicher und gesellschaftlicher Indikator für eine Erkrankung oder das „erkrankt sein" beschreibt Claus Dierksmeier: *„Krank ist, wer an einem regelwidrigen körperlichen oder seelischem Zustand leidet, der medizinischer Behandlung bedarf."*[4]

Krankheit und damit verbundene konstitutionelle Veränderungen lassen sich sehr gut mit dem Habitus Konzept von Pierre Bourdieu beschreiben. Patient*innen sind Menschen mit einem bestimmten Habitus. Wobei Habitus nach Bourdieu[5] „ein System von Dispositionen [ist], das als dauerhafte und übertragbare Struktur gedacht ist, das heißt als Prinzipien, die das Erzeugen und Strukturieren von Praktiken und Repräsentationen ermöglichen." Habitus stellt dabei eine bestimmte Vermittlungsinstanz zwischen dem Individuum und der Gesellschaft dar. Der Habitus ist gekennzeichnet durch die Körperlichkeit, soziale Prägung und die Verbindung zu sozialen Regeln und Normen sowie der Anpassung daran – also unserer Verortung als körperliche Menschen in der sozialen Welt. Die Körperlichkeit zeigt sich in den realen und erfahrenen Leibesdispositionen. Wenn einem z. B. nach einer Zahnextraktion Kiefer und Zahnfleisch schmerzen, fühlt man sich krank in dieser Situation. So wird in solch einer Situation eine bestimmte Krankheitszuschreibung konstituiert, die von physiologischen, psychischen und sozialen Parametern geprägt wird. Diese daraus resultierende Form der körper-

---

[3] Semantik – Bedeutung sprachlicher Zeichen
[4] (Dierksmeier 1994), S. 38
[5] (Bourdieu 1982), S. 98

lichen und sozialen Darstellung beschreibt und konstituiert unseren Habitus. So wird auch offensichtlich, dass Habitus eine temporär sich ständig neu zu situierende Seins-Beschreibung ist, die natürlich auch von Krankheit beeinflusst und gezeichnet wird. Zusammengefasst ist das konstitutive Element von Erkrankung also durch das Zusammenspiel von biologischer Dysfunktion, dem eigenem subjektiven Erleben und Wahrnehmung und der Einordnung in soziale Strukturen gekennzeichnet und verdeutlicht damit die Verortung des erkrankten Menschen in den gesellschaftlichen Strukturen nicht nur als Individuum, sondern als soziales Wesen.

2.2   Krankheit als performatives[6] Element

Der kranke Mensch ist für die Umgebung als kranker Mensch oft erkennbar, da in der eigenen Performativität das Bild von Krankheit gezeigt wird. Erkrankte Menschen benutzen beispielsweise andere Wörter und Semantiken, die der Umgebung signalisieren (sollen), dass ein erkrankter Mensch kommuniziert. Menschen um einen erkranken Menschen herum nehmen diesen Menschen somit in der Vulnerabilität anders wahr und gehen mit diesem Menschen auch körperlich anders um. Einerseits unterstützen wir die Person in Empathie, für die die vulnerable Person ja besonders empfänglich ist. Wir sprechen mit diesen Menschen anders als wir es mit gesunden Menschen tun würden. Andererseits grenzen wir uns als Gesellschaft gegen die erkrankte Person ab, da wir ja nicht erkrankt sind, dies auch feststellen und uns selbst als nicht erkrankt vergewissern müssen. Krankschreibungen sind z. B. schriftliche gesellschaftliche Zuweisungen auf eben diesen Zustand des „Krank sein".

Neben dem Habitus des erkrankten Menschen realisieren sich erkrankte Menschen auch in einer spezifischen Rolle[7]. Die performative Konzeption ist gekennzeichnet durch bestimmte Erwartungen, Normen und Stigmatisierungen sowie deren körperlicher Umsetzung. So weist die Gesellschaft kranken Menschen häufig eine aus der Abweichung der sozialen und normgesunden Gesellschaftskonzeption entstehenden Stigmatisierung zu. Kranke Menschen werden deshalb

---

[6]Performativität – beschreibt die Eigenschaft von Sprache, Handlungen oder auch Dingen, durch die Benutzung oder Ausführung Wirklichkeit zu erzeugen und zu verändern.

[7]„Rolle" ist ein von dem amerikanischen Soziologen Erving Goffman bezeichnetes Verhalten, das von einer Person in einer bestimmten Situation erwartet wird – so als ob man eine Rolle im Theater spielen würde.

von der normgesunden Gesellschaft auch mitunter als defizitär für die Rollen-
erfüllung in der „normalen" Rolle der funktionalen Gesellschaft betrachtet. Talcott Parson beschreibt dies: „Krankheit ist auch ein sozial institutionalisierter
Rollentyp. Am allgemeinsten wird diese Rolle charakterisiert durch eine zu-
geschriebene generalisierte Störung der Leistungsfähigkeit des Individuums
für die normalerweise erwartete Erfüllung von Aufgaben oder Rollen, die nicht
spezifisch ist für die Bindung an eine besondere Aufgabe, Rolle, ein besonderes
Kollektiv, eine Norm oder einen Wert im Besonderen."[8] Das performative Element beschreibt nun den interagierenden, kommunikativ geprägten Status von
Menschen mit Krankheiten. Wir präsentieren uns unserer umgebenden Welt als
kranke Menschen in einer bestimmten Weise. Talcott Parsons[9] sieht Krankheit
als soziale Rolle (siehe auch Goffman[10]), die sogenannte „sick role". Kranksein
bedeutet dabei nicht nur eine biologische Abweichung, wie bei Boorse[11] beschrieben, sondern auch ein abweichendes Verhalten, das wiederum gesellschaftlich durch Regeln beschrieben ist. Parsons[12]: „Krankheit ist ein legitimer Grund
für Abweichung, aber sie verpflichtet auch zur Kooperation mit dem medizinischen System."

Neben der Beschreibung der gesellschaftlichen Rollenwahrnehmung von er-
krankten Menschen in einer funktionalen Gesellschaft beschreibt Parsons die
Vulnerabilität und Hilfsbedürftigkeit erkrankter Menschen. „Die zweite wichtige
Folgerung der Institutionalisierung der Rollen liegt darin, dass die Einreihung
in die Kategorie `krank` den Einzelnen in die Lage bringt, als hilfsbedürftig bestimmt zu werden und ihn verpflichtet, Hilfe zu akzeptieren und aktiv mit der
Stelle zusammenzuarbeiten, die Hilfe anbietet". Diese Rolle bringt „ihn in eine
Position der Abhängigkeit von Personen, die nicht krank sind…". Diese Interaktion zwischen erkrankten Menschen und ihrer sozialen Umgebung wird auch
von Ervin Goffmann mit seiner Rollenbeschreibung dargestellt. Für Goffmann[13]
wird die Rolle des einzelnen Menschen durch seine Performativität beschrieben:
„Wenn ein Individuum vor anderen erscheint, wird es gewöhnlich einige Mittel
einsetzen, um ihnen einen bestimmten Eindruck von sich selbst zu vermitteln.…
Das Individuum muss sich als eine Rolle darstellen. Die es im Sinne der ande-

---

[8] (Parsons 1967)
[9] (Parsons 1951)
[10] (Goffman 2007)
[11] (Boorse 1975)
[12] (Parsons 1951)
[13] (Goffman 2007)

ren spielt. Und zugleich muss es selbst an diese Darstellung glauben." Als norm-gesunde Menschen agieren wir in bestimmten gesellschaftlichen Strukturen, die uns in unsere Performativität beschreiben und prägen – der private Freundeskreis, Arbeitsteams, die Sportrunde usw. Wir sprechen dort oder benutzen bestimmte Dinge, die uns und unsere Umwelt konstituieren und Bedeutungen schaffen. Und übernehmen damit aber auch gleichzeitig die für diese Rolle bedingenden Fakto-ren, Ereignisse und Interaktionen. Eine Krankheit zwingt uns nun dazu die bisher angestammt Rollenposition zu verlassen, da sie nicht mehr ausführbar ist – durch die Krankheit. Nun muss eine neue, andere Rolle konstruiert und kommuniziert werden – in Abhängigkeit der Krankheit, in Abhängigkeit der therapeutischen Hilfen usw.

Die hier darstellten Beschreibung soll es möglich machen, den eigenen Zu-stand vor, während und hoffentlich nach einer Erkrankung zu reflektieren und die Bedeutung durch Rolle und Habitus der eigenen Person in die sich ständig än-dernden Bedingungen neu einzupassen bzw. ggf. zu transformieren. Dies ermög-licht einen reflektierten Umgang mit den Fragen und Themen einer Patientenver-fügung.

2.3   Krankheit als strukturelles Element

In diesem Abschnitt soll die dritte Beschreibungsmöglichkeit zu Erkrankung dar-stellt werden – die strukturelle und kommunikative Darstellung. Talcott Parsons, amerikanischer Soziologe (1902–1979), hat mit seiner Rollenbeschreibung und der Institutionalisierung dieser Rolle schon den Übergang geliefert. Das struktu-relle Element beschreibt Krankheit als Teil einer gesellschaftlichen Care-Struktur, mit Normen und Regeln wie Haus- und Fachärzte, Krankschreibung, ICD 10 (sh. vorn), Verordnungen, therapeutischen Leitlinien, usw. – also als Ausdruck einer medizinisch-therapeutischen Struktur. Die Struktur ist von diesen Normen und Regeln begrenzt und verunsichert Patient*innen, da immer wieder die Möglich-keit genommen werden könnte, sich in dieser schwer zu durchschauenden Strukturiertheit als Patient*innen in einer befriedigenden Weise einzubringen.

Krankheit ist auch ein kommunikativer Zustand – man wird bzw. ist krank durch eine Kommunikation mit der Umwelt. Irgendjemand muss sagen, dass man krank aussehen würden und zum Arzt sollte. Auch wenn man aus eigenen Stücken zum Arzt gehen, muss man zunächst wissen, dass es Ärzte gibt und was diese mit ihrem Beruf bewirken können. Dann wird der Arzt eine Diagnose SAGEN. Er wird eine Therapie beginnen, die sich zunächst nur sprachlich nieder-schlägt und die sich im System der Krankenbehandlung befindet, also Arztpraxis,

Apotheke etc. einschließt. Dies lässt sich alles weiter ausführen, aber es ist offensichtlich, dass meistens erst die Personen gesellschaftlich akzeptiert krank sind, die eine ärztliche Diagnose erhalten.

Krankheit ist nicht nur ein biologisches Phänomen, sondern auch eine soziale Konstruktion, die innerhalb funktional differenzierender Systeme entsteht und die durch spezifische Beobachtungen und Kommunikationsprozesse in unterschiedlichen Kontexten Sinn erhält.

Menschen sind Elemente in Systemen (Arbeit, Staat etc.), die Stabilität brauchen, um zu funktionieren. Niklas Luhmann[14] spricht in diesem Zusammenhang von autopoetischen Systemen, die durch eine operative und selbstreferentielle Geschlossenheit gekennzeichnet sind, um zu funktionieren.[15] Diese systemtheoretische Ansicht lässt sich auch auf den Menschen als biologisches System übertragen und umgekehrt. Homöostase und Autopoiese[16] kennzeichnen uns als biologische Wesen in einem anthropologischen Sinne. Der Biologe Humberto Maturana schrieb dazu: „Dagegen behaupte ich, etwas als ‚lebendes System' anzusehen heißt, eine autopoetische Organisation oder Komposition zu unterstellen."[17] Diese Homöostase und Autopoiese kann durch extrinsische und intrinsische Faktoren gestört werden. Extrinsische Störungen sind beispielsweise Traumata; intrinsische Störungen sind beispielsweise systemische Erkrankungen, wie Diabetes, Krebserkrankungen, Dementielle Erkrankungen etc. Diese Störungen zwingen uns als System zur Transformation unter dem Druck der Störung. Transformationsprozesse übertragen sich dann auf unsere operationalen Funktionssysteme (z. B. Arbeit, Familie) und zwingen bei starker Einschränkung dieser Systeme zu Anpassungsleistungen, Transformationen, da Menschen als Funktionsträger ihre Funktionsrolle nicht mehr wie bisher ausfüllen können. Die ausführliche Beschreibung dieser systemtheoretischen Überlegungen dient dazu, die Schwierigkeit darzustellen, die Menschen als biologische Systeme haben, wenn sie sich neuen und u. U. auch unangenehmen Situationen stellen, um sich damit transformierend auseinanderzusetzen. Die meisten Menschen haben Schwierigkeiten, sich selbst in fortgeschrittenen Jahren mit dem Thema von Pflegebedürftigkeit und Tod auseinanderzusetzen. Dieses prokrastinierende,

---

[14] (Luhmann 1987)

[15] Ebd.

[16] Autopoiese – ein Konzept des Biologen Humberto Maturana, dass die Fähigkeit eines Systems beschreibt, sich selbst zu erzeugen und zu erhalten. (Maturana 2001) Homöostase – Gleichgewicht der physiologischen Körperfunktionen

[17] (Maturana 2001), S. 59

abwartende Verhalten ist dem oben beschrieben Erhalt der eigenen Autopoiese geschuldet, da die Veränderung des Systems „Mensch", bzw. die Schaffung von Rahmungen für das eigene Leben einem die Verletzlichkeit dieser stabilen Autopoiese vor Augen führen können. Deshalb wird sich i. d. R. auch des Themas von Patientenverfügungen häufig erst unter äußeren Zwängen angenommen, z. B. bei Krankenhausaufenthalten, chronisch moribunde Erkrankungen etc.

Der kranke Mensch und sein Narrativ   3

Um eine Einführung in diesen Abschnitt zu geben, seien hier zunächst sehr typischen Fälle für das Vorhandensein oder Nicht-Vorhandensein von Patientenvollmachten beschrieben, die das Bedeutung von und den Umgang mit Vollmachten in Lebens- bzw. Sterbenssituationen darstellen.

Fall 1

Herr W. war verheiratet und hatte zwei erwachsene Töchter, die ebenfalls im gleichen Dorf

mit ihrer Familie lebten. Der 68-Jährige war von Beruf Schäfer und seine Tiere waren seine

große Leidenschaft. Seit einiger Zeit litt er an einem Pankreaskarzinom. Über eine

Patientenverfügung hatte er schon oft nachgedacht über nie eine niedergeschrieben. Er

hatte diverse Operationen gut überstanden. Dies ermöglichte ihm, seine Zeit noch intensiver

mit seiner Familie und seinem Hof zu genießen. Jedoch verschlechterte sich nach einiger Zeit

seine gesundheitliche Situation. Die Schmerzen wurden für ihn unerträglich, da

Schmerzmittel nur bedingt halfen. Auch die Übelkeit, Müdigkeit und Schwäche nahmen dem

sonst energiegeladenen Mann den Lebensmut. Er wollte seiner Familie nicht zur Last fallen

In einem sehr langen und ausführlichen Abschiedsbrief erklärt er seiner Familie, dass er

R. Heide, *Die bedürfnisorientierte Patientenverfügung*, essentials, https://doi.org/10.1007/978-3-662-72256-5_3

gerne sterben wolle und somit sein Leiden endlich beenden möchte. Nach einem

gemeinsamen Weihnachtsfest setzte er durch ein Bolzenschussgerät sein Vorhaben in die

Tat um

Seine Frau fand Herrn W. komatös in seiner Werkstatt. Durch den Rettungsdienst wurde

Herr W. in die nächste Fachklinik verlegt. Die Bildgebung zeigte eine massive Hirnblutung

Die Ärzte ordneten i.v. Elektrolytlösung, Analgetika, Antibiose an. Auch ein intensives

Monitoring war von wohl von Nöten. Des Weiteren wurde über eine Operation zur

Ausräumung der Blutung, Anlage einer Sonde zur Hirndruckmessung nachgedacht und

diskutiert

Fall 2: Der niederländische Fall
»Im Zentrum der rechtlichen Auseinandersetzung steht das Sterben einer vierundsiebzigjährigen Frau, die vor einigen Jahren an Alzheimer'scher Demenz erkrankt war. Ihre gesundheitliche Situation verschlechterte sich im letzten Jahr vor ihrem Tod rapide, sodass sie, was sie immer verhindern wollte, in ein Pflegeheim umziehen musste. Kurz vor der Demenz-Diagnose hatte sie noch eine Patientenverfügung verfasst, die sie ein Jahr vor ihrem Tod noch mal erneuerte und modifizierte. Ein Arzt solle ihrem Leben ein Ende setzen, „wenn ich denke, dass die Zeit dafür reif ist", hieß es dort.

In der Folge äußerte sie zu Hause zwar öfter den Wunsch zu sterben, erklärte dann aber stets, dass der richtige Zeitpunkt noch nicht gekommen sei. Kurze Zeit vor ihrem Umzug ins Pflegeheim führten Hausarzt und Ehemann ein Gespräch mit ihr über die mögliche Umsetzung ihres in der Patientenverfügung niedergelegten Euthanasie-Wunsches. Die Patientin reagierte abweisend. Nachdem der Hausarzt ihr daraufhin erläuterte, dass sie möglicherweise in ein Pflegeheim umziehen müsse, wenn ihre Gesundheit sich weiter verschlechtere, entgegnete sie, dass dann vielleicht der richtige Zeitpunkt für Euthanasie gekommen sei. Beim Aufnahmeinterview ins Pflegeheim bat der Ehemann den dort tätigen Arzt, seine Frau auf Grundlage ihrer Patientenverfügung zu töten. Der Arzt kam zu der Überzeugung, dass die Frau zwar die Bedeutung der Worte „Demenz" und Euthanasie" nicht mehr verstehe, aber ihr Todeswunsch virulent[1] sei. Allerdings lehnte die Patientin auch in der Pflegeeinrichtung bei verschiedenen Gelegenheiten die Tötung ab, wenn darüber gesprochen wurde – so schlimm sei es noch nicht. Zwei ärztliche Spezialisten für Euthanasieberatung, die hinzugezogen wurden, kamen dennoch zu dem Ergebnis, dass die gesetzlichen Voraussetzungen für eine Euthanasie vorlagen: unerträgliches Leiden ohne Behandlungsmöglichkeit und ein freiwilliger und wohldurchdachter Wunsch. Also entschied die Familie der Patientin schließlich, dass die Tötung vollzogen werden sollte. Die behandelnde Ärztin mischte im Beisein des Ehemannes und der Tochter ohne Wissen der Patientin ein Beruhigungsmittel in deren Kaffee, injizierte später eine weitere Dosis des Sedativums und dann das tödlich wirkende Betäubungsmittel. Während dieser letzten Injektion wachte die Patientin auf und wehrte sich, die Angehörigen hielten sie schließlich fest, bis die Frau gestorben war.[2,3]

Diese beiden Beispiele beschreiben u. a. sehr anschaulich, worum es sich in diesem Buch handelt. Es geht um uns, um die eigene Wahrnehmung, um die Wahrnehmung der Welt um uns herum, um die Wahrnehmung von anderen Personen und die moralischen und diskursiven Auseinandersetzungen mit dieser Welt.

Wie reden wir mit diesen Voraussetzungen miteinander?

Was wissen wir, was meinen wir?

Diese Fragen beeinflussen den Diskurs, ohne den wir die Bühne des Gesundheitswesens nicht beleben können. Als Patient wollen wir etwas mitnehmen von dieser Bühne – Gesundheit oder zumindest die Hoffnung auf Verbesserung unseres Gesundheitszustandes. Und als Heilberufler müssen Entscheidungen getroffen werden, die eine betroffene Person ganz existentiell beeinflussen kann. Nur – wer ist diese Person? Dürfen wir diese Handlungen tun und wenn ja, wie?

3.1   Mensch und Person – wer sind wir?

Dürfen wir aktiv das Leben von vulnerablen Menschen beenden – sei es als Embryos beispielsweise oder sei es in einer späteren Lebensphase im Sinne einer aktiven Sterbehilfe bei Wachkomapatienten?

Oder ganz einfach die Fragen, die sich sicherlich jeder irgendwann einmal stellt: Wer bin ich, wer sind wir? Wie will ich leben, wie will ich sterben?

---

[1] Hier: weiterer Bedeutungsgehalt
[2] (kna 2017)
[3] (Boer 2021)

Bin ich ein Mensch, eine Person?

Und diese Fragen werden aus einer bestimmten Situation gestellt, sodass wir diese Frage immer in einem sozialen und damit diskursiven Umfeld betrachten müssen.

Betrachtet man nun beispielsweise eine einzigartige, künstliche Situation – man wäre allein auf der Welt.

Dann würde sich die Frage nach der eigenen Person so nicht stellen, da niemand diese Frage von außen beantworten kann und wir selbst die eigenen Antworten im sozialen Spiegel nicht reflektieren können. Es wäre also sinnlos, in solch einer Situation eine Antwort auf die Frage -wer ich bin- zu finden.

Natürlich könnte man nun einwenden, dass die cartesianische Person, also die Person, die sich gemäß Descartes in der Aussage der eigenen Denkfähigkeit definiert, in solch einer Situation möglich wäre. Nur wer sollte die Frage, ob ich denken kann, beantworten – nur ich selbst. Und das ist natürlich kein Kriterium, das gelten darf. Die Antwort wäre auch ebenso sinnlos, wem, außer uns selbst, könnten wir sie geben.

Man kann also somit leicht feststellen, dass eine mögliche Definition des eigenen Seins nur und ausschließlich im sozialen Kontext möglich ist (sh.Quante[4]). Es ist also zu überlegen, ob es weniger um die Möglichkeit des „Person"-sein geht, sondern vielmehr darum, ob wir Menschen als Person „betrachten" (Spämann[5]).

Diese und weitere Fragen, die besonders den Fokus auf die in der praktischen Gesundheitssituation relevanten Propositionen, also Aussagegehalte oder Bedeutungen, und Attribute einer Person zum Inhalt haben, werde ich in folgendem Abschnitt diskutieren.

Um aber die Vielschichtigkeit dieser Diskussionen zu zeigen, möchte ich einige Theorien zur Personen-Diskussion hier anführen, um dann die meiner Meinung nach in diesem Kontext am meisten geeignete heranzuziehen bzw. andere zu verwerfen. Weiterhin werde ich sowohl die deskriptiven als auch die normativen Aspekte in der Diskussion der Person aufzeigen, um dann auf die Punkte besonders einzugehen, die in unserem Kontext die Person und den Patienten in ihrer Einheit am besten zeigen.

Gleichzeitig ist aber diese Person auch ein Mensch, ein körperlich-biologisches Wesen, dessen Körperlichkeit und deren Fragilität und Vulnerabilität

---

[4] (Quante 2007)
[5] (Spaemann 1996)

eine Begründung für den heilberuflichen Berufsstand sind. Und damit zeigt sich, dass man dann von einer deskriptiven zu einer normativen Personenbeschreibung kommen wird.

Aber auch die deskriptive Frage muss interessieren, ab welchen Zeitpunkt Menschen zu einer Person werden bzw. ob man z. B. in einer Situation als Person verschwindet, in der nicht mehr ausreichende kognitiven Fähigkeiten vorhanden sein könnten (Wachkoma, Demenz).

An dieser Stelle soll eine kurze Zusammenfassung der historischen und gegenwärtigen Standpunkte und Diskussionen zum Personenbegriff eingefügt werden.

Die Wortherkunft „Person" ist nicht eindeutig geklärt. Man kann in der Antike das griechische *prósôpon* heranziehen, dass im lateinischen zu *persona* wird und sowohl das natürliche Gesicht des Menschen als auch eine künstliche Maske sowie die Rolle in einem Schauspiel kennzeichnet. In der philosophischen Ausdeutung der griechischen Stoa wird die Interpretation des *personare,* der durch die Maske dringenden Stimme, hinzugezogen, um dies als Zeichen für das Innere des Menschen, seinen Charakter zu verdeutlichen.

Die Geschichte zur Diskussion der Person schlägt einen Bogen aus dem nichtdualistischen Personenbild in der vorchristlichen Zeit und der Zeit der Stoa über ein überwiegend dualistisches geprägtes Personenbild, das besonders durch die Theologie geprägt ist, in der Zeit des Mittelalters bis in die Neuzeit und dann wiederum ein nichtdualistisches Personenbild beginnend im Zeitraum von Immanuel Kant bis in die Neuzeit.

Im Einzelnen und zusammengefasst stellt sich dies so dar.

Nach Forschner[6] zeichnen die Person im Denkmodell der **vorchristlichen Stoa** die 4 *personae* (Vernunft, Individuum, Zeit und eigene Lebenswahl) aus. Besonders wichtig ist dabei die *personae –pruhairesis[7],* nach der die menschliche Person sich durch die Fähigkeit der freien und vernünftigen Selbstbestimmung und Lebensgestaltung auszeichnet. Ein Leib-Seele-Dualismus kommt hierbei nicht vor.

Im **Mittelalter** wird die Person einerseits beispielsweise im substanzontologischen[8] Sinne als eine menschliche Eigenschaft beschrieben. Andererseits wird die Person in dieser Zeit oft naturalistisch oder aus dem theologischen Denken

---

[6] Forschner, 2001

[7] Prohairesis: Ein Begriff der „Nikomachischen Ethik" von Aristoteles, der für Zielwahl steht und den entscheidenden Moment beschreibt, in der eine Person eine Entscheidung nach abwägender Überlegung trifft

[8] Ontologie – Lehre vom Sein

mit dem Leib-Seele-Dualismus heraus definiert. Thomas von Aquin definiert die Person als ein „mit Würde ausgestattetes, durch sich selbst Existierendes".[9]

Augustinus beschreibt interessanterweise die Person schon aus der personalen Erinnerung heraus, also im Sinne einer narrativen Identität[10] und ist damit Vorläufer beispielsweise der Personendefinition von John Locke oder Derek Parfit.

Die **Neuzeit** möchte ich mit dem Personenbild von Descartes beginnen. Descartes begreift die Person als Dualität aus immaterieller geistiger Substanz und materiellem Körper. Die Begründung für die Substanzdefinition liefert ihm das Denkmodell des „cogito ergo sum" (Ich denke, also bin ich.), nach der man nur unmittelbare Gewissheit seiner Existenz erlangen kann durch den Vollzug der eigenen Denkakte. Somit wird eine geistige Substanz neben einem materiellen Körper postuliert, die aber in einer essenziellen, nicht trennbaren Einheit mit dem Körper existiert.

John Locke beschreibt Person als:" ... ist ein denkendes, intelligentes Wesen, das über Vernunft und Reflexion verfügt und sich selbst als sich selbst betrachten kann, als dasselbe denkende Ding zu verschiedenen Zeiten und an verschiedenen Orten...."[11] Und Derek Parfit[12] rekurriert seine Personenkonzeption auf eine psychologische Kontinuität, also weniger auf die Körperlichkeit per se, sondern vielmehr auf die Kontinuität der psychologischen Persönlichkeitsmerkmale, die in der realen Welt gewöhnlich wie auch bei Locke beschrieben, an eine konkrete, individuelle Körperlichkeit gebunden sind. Diesen Kritikpunkt der vermeidlichen Disruption von Psyche und Körper verneint Michael Quante[13]. Für ihn ist die biologische Konzeption der Identität essenziell, da eine Person durch ihre Körperlichkeit im Handeln beschrieben wird. Dieses Handeln setzt Vernunft voraus.

Eine Konkretion besteht vielleicht darin, einer Person folgende Eigenschaften zuzuweisen, bzw. ein Mensch würde durch diese Eigenschaften zu einer individuellen Person, die man als solche erkennt:

1. Die Person erkennt sich selbst in ihren Zeichen. Das heißt, dass die Person **selbstreflexiv** sich selbst als ebendiese Person an ihren Zeichen (Namen, Aussehen etc.) erkennt.

---

[9] Georg Mohr, 2002
[10] Georg Mohr, 2002
[11] (Locke 1823/1963), Essay, II.xxvii.9
[12] (Parfit 1984)
[13] (Quante 2007)

2. Die Person ist durch **Selbst- und Ich-Bewusstsein** und **Selbsterkenntnis** gekennzeichnet.

3. Die Person existiert nur im **sozialen Kontext** einerseits als ontologische Entität des Seins und andererseits als Person im Sprechakt in Sinne des Tuns, des Handelns. Diese **sprechaktdefinierte Person** ist keine körperliche Person, sondern eine Person im Sprachspiel (sh. Wittgenstein[14]).

4. Die Person ist in der Lage, **direkten Kontakt** herzustellen als menschliches Wesen.

5. Die Person wird gekennzeichnet durch eine **biografische Kontinuität** und daraus resultierende eigener Erkenntnis. Sie hat eine eigene biografische Narration und erkennt und reflektiert diese.

6. Die Person ist durch **intentionales Bewusstsein** und Handlungsmöglichkeit gekennzeichnet. Die Person erkennt in anderen Personen ebendies.

7. Die Person ist durch **freies, vernünftig-rationales und moralisches Handeln** charakterisiert, das zusätzlich sozial definiert wird.

8. Die Person bleibt **individualisiert** und eine menschliche und biografische Person, auch wenn biografische und epistemische[15] Eigenschaften **noch nicht oder nicht mehr vorhanden sein sollten**.

9. Die Person ist als Mensch anthropologisch **einzigartig** und damit **individuell**.

10. Der Mensch als Person entsteht mit dem Eintritt in ein Stadium als körperlich lebendes Individuum und endet mit seinem Hirn- und Herztod.

Man kann diese Beschreibungen, die zunächst nur eine Feststellung von Eigenschaften sind, auch als „**frame of person**", also als personalen Rahmen bezeichnen. Damit umgeht man die außerordentlich divers diskutierten Beschreibungen der „Person" und die Frage, ob es die Person tatsächlich überhaupt gibt. Man bedient sich einer „technischen" Beschreibungen dessen, was gemeinhin eben als Person bezeichnet wird und wie kommuniziert und Sprache benutzt wird.

---

[14] (Wittgenstein 1984)

[15] Epistemologie – Erkenntnistheorie

3.2   Personalität und Persönlichkeit

Im Unterschied zur Person sind Personalität und Persönlichkeit Begriffe, die uns als Mensch in unserer Einzigartigkeit, in unserer Individualität beschreiben, aber auch in der Konsequenz unseres Handelns. Sie kennzeichnen uns in unserer individuellen Konstitution im psychologischen, morphologischen und physiologischen Sinne sowie mit unseren moralischen Vorstellungen und als juristische Person. Dazu dienen Eigenschaften, die Menschen besitzen und deren biografische Narration. Im Unterschied zur Personendiskussion, welche im Wesentlichen eine begriffliche Diskussion darstellt, sind Personalität und Persönlichkeit **habituelle Begriffe**, die den **Status der Person** beschreiben. Diese Diskussion wird benötigt, um damit das Bild eines Menschen, einer Person zu vervollständigen, wenn man untereinander in einen wie auch immer gearteten Diskurs tritt.

Persönlichkeit beschreibt den Menschen in seiner **individuellen Präsentation** und seine Präsentation im sozialen Rahmen. Man nimmt Verhaltensäußerungen, aber auch morphologische Erscheinungsweisen als persönliche Erscheinungen wahr. Dazu treten soziale Ausdrücke, die den Menschen in seiner sozialen Umgebung als Individuum und Teilhaber am sozialen Leben beschreiben.

Personalität wiederum bezieht sich auch auf den **sozialen Raum** als Maßstab, definiert den Menschen in seiner ihm eigenen Struktur und Daseinsweise und vor allem in seiner Moralität. Nach John Locke wird in der Personalität die Eigenschaft des Menschen beschrieben, der moralisch und vernünftig handelt.

Personalität ist somit der handelnde Mensch, Person und Persönlichkeit der seiende

3.3   Der verschwindende Geist – personelle Dichotomie

Was ist ein Mensch? Was ist ein verantwortungsbewusst handelnder Mensch? Ist beispielsweise ein dementer Mensch noch verantwortungsbewusst?

Bei der Betrachtung eines gesundheitlich beeinträchtigten Menschen stellen wir uns neben diese Person und weisen von außen eine Definition, eine Bedeutung und Rollenstruktur, zu – eine zunächst statische, denn die Person stellt sich uns augenblicklich dar und eine handlungsdefinierte, die sich aus den Taten der Person ergibt, sowie dies möglich ist noch eine historische. Die temporalen Veränderungen vollziehen wir als außenstehende Personen und die beobachtete Person mit, obgleich die Betrachtung immer auf die jeweilige konkrete Situation bezogen bleibt und die Temporalität im Zeitstrahl als situativer Ablauf fixiert wird.

Zusätzlich ergibt sich eine ethnologische und soziologische Beziehung. In unserer westlichen Welt hat man einen bestimmten Umgang miteinander kulturell erlernt, der sich von den anderen Kulturen unterscheiden kann. Dieser Umgang schließt Punkte wie Verantwortung, Schuld, Konsequenz, Autonomie etc. mit ein, sodass ein gewissen Verhaltenskodex erwartet wird. Im Unterschied zum Menschsein als rein biologistische Daseinsbeschreibung ist eine Person mit Eigenschaften und Fähigkeiten, z. B. Vernunft, ausgestattet und geht damit über das Individuum hinaus. Nur als Personen erkennen wir uns und gehen miteinander um. Wir kommunizieren miteinander und nur durch diese komplexen sozialen Handlungen erkennen wir uns als Menschen. Menschen, die noch nicht oder nicht mehr in der Lage sind, diesen sozialen und kommunikativen Handlungen im Kulturkreis zu folgen, betrachten wir, handelt es sich bspw. um Kinder und Jugendliche als Heranwachsende, als Lernende.

Diese beschriebene Kontingenz in der eigenen Person aber auch in der Kommunikation mit anderen ist einer der Gründe, warum wir Vollmachten ausfertigen.

Diese Vollmachten und Patient*innenverfügungen sollen es uns ermöglichen, diese Kontingenz zu reduzieren und künftigen Kommunikationen z. B. im medizinischen Bereich eine von uns antizipierte Richtung und Dimension zu geben.

Die entstehende Dichotomie und Kontingenz in der Kommunikation mit erkrankten Menschen soll im Folgenden kurz am Beispiel der Kommunikation mit Menschen beschrieben werden, die an dementiellen Erkrankungen leiden. Dementielle Erkrankungen stellen ein weites Formenfeld dar, deren Ausführung hier den Rahmen sprengen würde[16]. Ein wichtiger Faktor im Umgang mit dementiellen Erkrankungen ist die sehr unterschiedliche Verlaufsprognose und Prognose des Erkrankungsgrades. Auch die Unterscheidung zu anderen neurologischen Erkrankungen, z. B. Delir, Parkinson, Psychiatrische Erkrankungen, Schlaganfall usw. erschwert die objektive Beurteilung.

Die Patient*innen leiden an einer sich prospektiv verschlechternden neurodegenerativen Erkrankung, die bisher vom Umfeld noch nicht als solche wahrgenommen und also durch und für die Erkrankten bisher auch nicht diagnosti-

---

[16] (R. Heide 2017)

ziert wurde. Der Akutfall, z. B. ein Delir, wird behandelt und in der Besserung
beobachtet man weiterhin generelle oder sich später auch nur noch punktuell
darstellende Verhaltens- und Kognitionsdefizite. Da diese bisher so nicht be-
merkt worden sind, wird die Ursache dafür, nicht ganz unlogisch, im traumatischen Ereignis gesucht. Unterstellend, dass das traumatische Ereignis aber nicht
der kausale, auslösende Faktor war, sondern nur der Verstärker sein könnte, wird
klar, dass hier die Kette fehlerhafter Interpretationen seitens der Laien beginnt.
In der weiteren körperlichen Besserung und der zunehmenden geistigen Wachheit fällt Patient*in sehr schnell wieder in das alte Verhaltensmuster, der Umwelt
und den bekannten Menschen ein besseres Bild ihrer selbst darzustellen. Unter
Zuhilfenahme sämtlicher letzter Kraftreserven versucht die Patient*in für den
außenstehenden Betrachter eine –die- alte Normalität zu inszenieren. Dieses Verhalten ist aus Sicht der Erkrankten nachvollziehbar, da die fehlende Inszenierung
den drohenden Verlust der eigenen Persönlichkeit deutlich machen würde. Be-
trachter*innen finden in rekonvaleszenten Patient*innen nun viele bekannte Verhaltensmuster wieder und neigen dazu, diese Phänomenologie als real und als
gesund oder zumindest genesend zu betrachten. Da den Betrachter*innen aber andere Vergleiche fehlen, wird der -inszenierte- Zustand als wahr angenommen. Die
Betrachter*innen und selbst Fachmann/frau sind nicht oder nicht vollständig in
der Lage, die Verhaltenssituation vor, während und nach einem traumatischen Ereignis von Patient*innen mit Demenz deutlich zu trennen. Dies wird auch immer
wieder an der anamnestischen Historie deutlich, die unter der Erkrankung von Pa-
tient*innen durch bspw. Angehörigen immer wieder korrigiert werden muss, da
vorherige scheinbar zufällige Beobachtungen nun auf einmal das Krankheitsbild
passend ergänzen. Im Umgang mit kognitiv beeinträchtigten Patient*innen besteht das große Problem, dass wir als Außenstehende nicht wissen, wie genau es
diesen Patient*innen geht, was sie denken und fühlen. Die Äußerungen, die uns
von Erkrankten entgegengebracht werden, sind nicht mehr Ausdruck des eigenen
verantwortlichen Seins. Da die Realität von Erkrankten sich verändert, verändert
sich die Wahrnehmung unserer Welt durch die Erkrankten und die Verarbeitung
dieser Information und die Rückinformation an uns. Wissen Patient*innen, wie
es ihnen geht und können es nur nicht entscheidend kommunizieren oder wissen sie es nicht? D. h. wir können und dürfen die Information, die uns erkrankte
Menschen zuteilwerden lassen, mit zunehmender Erkrankung nicht mehr als aus-
schließliche Äußerung des Willens nehmen, sondern müssen diese Äußerungen
im Kontext der Entwicklung, des Umfeldes und des Stadiums der Erkrankung
betrachten. Das macht es Laien nahezu unmöglich und auch Experten werden
sehr schwer herauszufinden, was wirklich situativ von den Erkrankten gewünscht
wird. Außer körperlichen Bedürfnissen wird die Erfüllung anderer Bedürfnisse

stark durch diese retrospektive Betrachtung geprägt sein müssen. Es gibt daher immer weniger die Möglichkeit von außen einzuschätzen, was ist richtig, was ist falsch, was ist wahr, was nicht. Die Realität von Erkrankten und deren Ausdruck können sich immer weiter von der realen Welt entfernen. In dieser ihnen eigenen pathologischen Realität gelten für die Erkrankten andere Werte und Maßstäbe. Es wird mehr und mehr eine eigene Welt, die nur sie kennen und in die kein anderer Mensch Einblick erhält – in die sich auch kein Einblick mehr erhalten lässt. Mithin verbietet sich jede Beurteilung dieser Welt, die wir durch Beschreibungen erfahren. Wir können nur versuchen, durch die wenigen Fenster ein Bild dieser Welt zu gewinnen und Erkrankten dadurch im empathischen Verständnis eine etwas vertrauensvollere Umgebung zu schaffen. Erleichterung schaffen u. U. die rationalen diagnostischen Techniken, Testverfahren, validierte Vergleiche, etc. die es ermöglichen, ansatzweise solch ein Fenster auf die wahre Erkrankung zu schaffen. Diese Beschreibung ermöglicht nun auch, die Bedeutung von Vollmachten zu erfassen. Gleichzeitig wird die Schwierigkeit der Beurteilung deutlich und die Frage, der sich wiederholend-anpassenden Reflexion bestehender Vollmachten erscheint mit dieser Beschreibung auch als ständig wachsende Herausforderung.

Autonomie, Selbstbestimmung und Selbstverwirklichung

Einleitend in dieses gesamte Kapitel soll hier zunächst einiges zur Autonomie und zum Selbstbestimmungsrecht gesagt werden. Da es um die Selbstbestimmung mit dem Hintergrund unserer pharmazeutischen Fachlichkeit geht, können und muss man die Begriffe „Patientenautonomie" und „Patientenselbstbestimmung" einführen.

Um die Wichtigkeit dieses Begriffes zu unterstreichen, ist ein Zitat von Kant sehr hilfreich: „Autonomie ist also der Grund der Würde der menschlichen und jeder vernünftigen Natur".[1]

Selbstbestimmung ist nicht ohne Autonomie und Autonomie nicht ohne Selbstbestimmung möglich. Beide Begriffe bedingen einander. Selbstbestimmung wird durch Autonomie und die Bewusstheit des eigenen Lebens sowie der Freiheit von äußeren Zwängen und der Freiheit zu eigenem, bestimmtem und verantwortetem Tun zur Selbstverwirklichung.

Betrachtet man einen geplanten Eingriff an einem Patienten, z. B. Medikamenten-Gabe oder eine Operation, so muss festgestellt werden, welche Rechte der Patient in dieser Situation hat. Dies wird im weiteren Verlauf noch ein wichtiges Argument in der Diskussion sein.

Zunächst die Frage – was ist Autonomie eigentlich und was verstehen wir darunter?

Das Wort „Autonomie" hergeleitet aus dem griechischen von *autos = selbst* und *nomos = Gesetz*, beschreibt einen Zustand der Selbständigkeit, Selbstbestimmung.

---

[1] (Kant 2008)

© Der/die Autor(en), exklusiv lizenziert an Springer-Verlag GmbH, DE, ein Teil von Springer Nature 2025
R. Heide, *Die bedürfnisorientierte Patientenverfügung*, essentials,
https://doi.org/10.1007/978-3-662-72256-5_4

Als Wort in unserer Sprache wird „Autonomie" erst durch unseren Gebrauch mit Bedeutung gefüllt (sh. Wittgenstein[2], Heide[3]). Aber wie gebrauchen wir es, was verstehen wir darunter? Gewöhnlich im alltäglichen Sinne – und das sollte die Grundlage für die Diskussion der Benutzung des Begriffes „Autonomie" sein. Denn nur die Alltagssituation ist der Ausgang für die individuelle Benutzung beispielsweise im Sinne des Patienten als Teil der sozialen Gemeinschaft sowohl eben im Alltag als auch vor bzw. nach einer stationären Aufnahme z. B. in eine Pflegeeinrichtung.

„Autonomie" wird im Kontext sozialer Verhältnisse im Alltag oft als Begrifflichkeit im Sinne der Freiheit begriffen, als Begrenzung von gesellschaftlichen Verhältnissen und Hinterfragung offensichtlicher Möglichkeiten, somit als Basis für Entscheidungen, die wir individuell treffen und auch individuell, aber eben auch sozial, verantworten – müssen. Der Begriff „Autonomie" ist in unserer Alltagssprache natürlich in vielschichtiger Meinung hinterlegt (z. B. autonomes Fahren, Autonomiebehörde im politischen Sinne etc.). Dies soll aber an dieser Stelle nicht diskutiert werden. Aber können wir überhaupt autonome Entscheidungen treffen?

Entscheidungen zu treffen, heißt vorher Informationen zu sammeln, zu werten und daraus entsprechende Schlüsse und Konsequenzen zu ziehen. Das tut jedes Lebewesen als biologische Einheit, die dieses ausführen kann und kognitiv dazu in der Lage ist. Und so ist es natürlich auch das evolutionäre Erbe des Menschen, Entscheidungen ständig zu treffen. Wir als Menschen haben, um die zunehmend steigende Flut an Informationen in einer zunehmend fragmentierten und unverstandenen Welt zu verwalten, Vertrauen als eine wesentliche psychische und neurokognitive Eigenschaft „eingeführt", um die Komplexizität für Entscheidungen moderieren zu können. Da diese Informationen im sozialen Kontext aber wiederum von anderen Personen erzeugt worden sind und mit diesen Informationen in entsprechender Weise umgegangen worden ist bzw. umgegangen wird, beeinflusst dieser Findungsprozess autonomes Verhalten dahingehend, als er eben sozial eingebettet ist. Reine autonome Entscheidungen entstehen nur in Situationen, wo man als Individuum allein einer entsprechenden Entscheidungssituation gegenübersteht, z. B. allein in der Natur. Sobald innerhalb eines sozialen Prozesses Entscheidungen zu treffen sind, werden diese Entscheidungen niemals autonom getroffen, können nicht autonom getroffen werden.

---

[2] (Wittgenstein 1984), §48
[3] (T. Heide, Warum private Sprache unmöglich ist 2018)

Für die Diskussion ist es daher wichtig, noch einmal herauszuheben, dass eine absolute Autonomie von Objekten und Subjekten niemals existiert. Die autonome Handlung wird hier aus einer sozialen Sichtweise heraus definiert, also im Rahmen menschlicher Interaktion.

Diese Situation trifft auf alle sozialen Strukturen zu, eben auch in einer stationären Altenpflegeeinrichtung. D.h. auch der demente Patient trifft seine Entscheidungen genauso wie alle Personen um ihn herum – getragen von persönlichem Wissen und sozialen Einflüssen.

Wie erfasst man nun Autonomie bzw. was sind grundlegende Faktoren von Autonomie oder für autonome Entscheidungen? Dies sind nach Franziska Krause *„erstens das* **Recht** *auf Selbstbestimmung, das heißt die Freiheit von psychologischen und physischen Zwängen und zweitens, die* **Fähigkeit***, sich nach dem Kriterium der Reflexion selbst zu bestimmen."* Zu den Bedeutungen von Autonomie führt sie weiter aus: *„Autonomie ist die Basis, von anderen und von sich selbst nicht – im Sinne Kants- als Mittel zum Zweck, sondern als eine mündige Person der Gesellschaft betrachtet zu werden, die eigene Ziele verfolgt und somit auch die Hoheit über ihre (moralischen) Entscheidungen innehält."*[4]

Weiter folgend stellt sich die Frage, was beeinflusst die Entscheidung des Patienten?

Für eine kompetente Entscheidung des Patienten muss ihm Kenntnis zur Verfügung stehen, dass der Situation gerecht und verständlich ist. Zusätzlich wird die Entscheidung auch durch Faktoren beeinflusst, die sich z. B. aus *„unbewussten Wirkungen und Zwängen ergeben."* (nach Krause[5]) Wie beeinflussen beispielsweise Schmerzen oder hoher Blutdruck eine Entscheidung?

Häufig ist die Entscheidung ja nur zwischen dem Wunsch nach der Behandlung oder eben nicht zu treffen. Aber selbst für diese einfache ja-nein Entscheidung ist der mutmaßliche Wille des Patienten entscheidend. *„Denn was letztlich Selbstbestimmung im medizinischen Kontext erfüllen muss, um als autonom zu gelten, bleibt umstritten und setzt auch immer zugleich die Folgefrage an, welche Menschen überhaupt die Anforderungen an idealisierte Autonomieverständnisse erfüllen würden."*[6]

Da es sich bei medizinischen Entscheidungen um keine Heuristik im naturwissenschaftlichen Sinne handelt, müssen andere Faktoren neben Wissen noch eine wichtige Rolle spielen. Z.B. das Vertrauen des Patienten zum Arzt ist nicht

---

[4] (Krause 2010)
[5] Ebd.
[6] Ebd.

nur für die Adhärenz im weiteren Therapieprozess, sondern auch schon im Entscheidungsprozess wichtig. Je weniger die Therapie sicher oder gewiss für den Patienten ist oder scheinen mag, um so größere Bedeutung hat das Vertrauen in die Entscheidung des Arztes/Ärztin. (sh. O'Neill[7]) Es wird also klar, dass die Entscheidung eines Patienten, zumal eines vielleicht kognitiv beeinträchtigten Patienten, von vielen Faktoren abhängt, bei denen nicht klar ist, wie am Schluss, die für den Außenstehenden in vielleicht unverständlicherweise, konkrete und persönliche Entscheidung ausfällt.

„...*Wie bewertet man Situationen, in denen offensichtlich kompetente Menschen irrationale Entscheidungen treffen?..*" Krause[8], Heide[9]

Nach Pantel S. 166ff[10] stellen sich weiterhin im Kontext der Autonomiediskussion folgende Fragen: „*Wie bestimmt sich das Wohl des Patienten und wer bestimmt es? Welche Möglichkeiten zur Selbstbestimmtheit werden dem Patienten verweigert, wo verläuft der schmale Grat zwischen Fürsorglichkeit und Zwang? Wer rechtfertigt die Beschränkungen des Entscheidungs- und Handlungsspielraums des Patienten?*"

Im vorgenannten Text haben wir die Möglichkeit des Generierens von Kenntnissen oder Informationen in dieser speziellen Situation diskutiert. Die Frage des Umgangs und der Bewertung mit diesen Kenntnissen in solch einer Situation ist nur im diskursiven Rahmen zu lösen, um die jeweilige, patientenindividuelle Autonomie zu erfahren und dann ausführen zu können.

Um den Begriff Selbstbestimmung weiter zu differenzieren und um zu zeigen, welche Probleme bei der Bewertung selbstbestimmten Handelns und moralischen Handelns auftreten können, kann man sich der beiden Formen der evidenzbasierten und der Stimmigkeitsbasierten Selbstbestimmung nach Ronald Dworkin bedienen.

Die Begrifflichkeit „Selbstbestimmung" soll an dieser Stelle kurz beschrieben werden, da Selbstbestimmung oder eben auch Selbstverwirklichung ganz maßgeblich vom Wissen der Person beeinflusst ist. Selbstbestimmung beschreibt autonomes, freies Entscheiden im Sinne einer zukünftigen Lebensplanung.

„*Denn was letztlich Selbstbestimmung im medizinischen Kontext erfüllen muss, um als autonom zu gelten, bleibt umstritten und setzt auch immer zugleich*

---

[7] (O'Neill 2002)

[8] (Krause 2020)

[9] (R. Heide, Psychopharmaka als Mittel zur Freiheitsbeschränkung 2018)

[10] (Pantel, Weber und al. 2005)

die Folgefrage an, welche Menschen überhaupt die Anforderungen an idealisiertes Autonomieverständnis erfüllen würden. "[11]

Dies sind nach Krause „*erstens das **Recht** auf Selbstbestimmung, das heißt die Freiheit von psychologischen und physischen Zwängen und zweitens, die **Fähigkeit**, sich nach dem Kriterium der Reflexion selbst zu bestimmen. Autonomie ist die Basis, von anderen und von sich selbst nicht – im Sinne Kants- als Mittel zum Zweck, sondern als eine mündige Person der Gesellschaft betrachtet zu werden, die eigene Ziele verfolgt und somit auch die Hoheit über ihre (moralischen) Entscheidungen innehält.* "[12]

Eine endgültige Antwort auf die Frage nach Autonomie wird es dazu nicht und vermutlich auch niemals geben, sondern wir werden in jeder Situation abwägen müssen, wie wir entscheiden und wie wir diese Entscheidung begründen.

Dieses Dilemma wird auch die Überlegung, ob wir mehr Wissen sollten und auf der Basis dieses Wissen entscheiden oder ob wir mehr vertrauen und auf dieser Basis entscheiden sollten, nicht zu lösen sein.

---

[11] Krause (2010)
[12] Krause (2010)

Der kranke Mensch als anthropologisches Konzept – Scham und Schuld

5

Krankheit und unser Umgang damit sind neben der medizinischen und therapeutischen Auseinandersetzung verbunden mit Gefühlen, die wie uns gegenüber, aber auch der Umwelt gegenüber erfahren. Besonders möchte ich auf die Begriffe „Scham" und „Schuld" eingehen, die in diesem Kontext immer wieder von Wichtigkeit sind. Beide Begriffe sind in ihrer Bezogenheit auf den Menschen und seine soziale Situiertheit anthropologische Begriffe. Ich bezieh mich bei der Darstellung von Scham und Schuld dabei besonders auf Maria-Sybilla Lotter[1]. Voraussetzend sei angemerkt, dass es sich bei den Gefühlen von Scham und Schuld um soziale Kommunikation handelt, da sowohl unsere eigene Vulnerabilität uns gegenüber dargestellt und von uns wahrgenommen wird als auch unsere Positionierung in der Gesellschaft.

Maria-Sibylla Lotter hat sich intensiv mit den Konzepten von Schuld und Scham im Kontext von Krankheit auseinandergesetzt. Sie unterscheidet dabei zwischen diesen beiden Gefühlen in ihrer sozialen und moralischen Bedeutung. Die Beschreibung und Diskussion mit diesen Semantiken in diesem Buch ist begründet in der Motivation, uns mit uns selbst und unserer Umwelt in einer vulnerablen Situation auseinanderzusetzen. Wir alle kennen die Situation uns in Krisensituationen auf die Hilfe anderer Menschen zu verlassen zu müssen. Dabei kommen sehr schnell neben Gefühlen der Dankbarkeit auch Gefühle der Scham und Schuld auf, da wir uns für unsere vulnerable Situation beispielsweise zu rechtfertigen versuchen oder wir uns für die Anspruch genommene Hilfe schämen, da wir nicht wissen, wie wir beispielsweise diese Hilfe wieder ausgleichen

---

[1] (Lotter 2012)

R. Heide, *Die bedürfnisorientierte Patientenverfügung*, essentials,
https://doi.org/10.1007/978-3-662-72256-5_5

können. Es handelt sich somit bei einseitiger Hilfe um eine Gabe, die wir nicht erwidern können. (sh. Heide[2]) Die Darstellung dieser Form von Gabe im Pflege-kontext führt zu Carol Gilligan[3], deren Modell der Care Ethik die Verbundenheit und Verantwortung handelnder Personen zu den gepflegten Personen beschreibt und Begründung von Ethik in diesen zwischenmenschlichen und empathischen Beziehungen sieht. Dieses gegenseitige sorgende Handeln ist eine der Grund-bedingungen für Therapie und Pflege in empathischen und solidarischen Gesell-schaften. Gilligan löst die Scham oder Schuld im Pflegekontext nicht auf, ver-weist aber auf die Vertiefung gegenseitiger Beziehungen als Ausgleich der Gabe.

5.1   Schuld in Krankheitsverhältnissen

Ein Beispiel soll die Situation, die Schuld verursachen kann, darstellen:

Frau Müller hat eine Patientenverfügung erstellt, in der sie ausdrücklich fest-gelegt hat, dass sie im Falle einer unheilbaren Krankheit und fehlender Aussicht auf Besserung keine lebenserhaltenden Maßnahmen wie künstliche Ernährung oder Beatmung wünscht.

Einige Jahre später erleidet sie einen schweren Schlaganfall und ist nicht mehr bei Bewusstsein. Die Ärzte sind sich einig, dass keine Aussicht auf Besse-rung besteht. Ihr Sohn, Herr Müller, steht vor der Entscheidung, ob die Geräte abgeschaltet werden sollen.

Obwohl die Patientenverfügung eindeutig ist, zögert Herr Müller. Er fühlt sich schuldig bei dem Gedanken, aktiv der Abschaltung der Geräte zuzustimmen – ob-wohl es der Wille seiner Mutter war. Er fragt sich: „Was ist, wenn sie doch noch etwas gespürt hätte? Was ist, wenn ich sie zu früh aufgegeben habe?"

Schuld kann somit entstehen, wenn eine Person sich selbst oder andere dafür verantwortlich macht, krank geworden zu sein. Dies kann beispielsweise auftreten, wenn jemand glaubt, durch ungesundes Verhalten (z. B. Rauchen, schlechte Ernährung) die Krankheit verursacht zu haben. Entscheidungen, die zu treffen sind und deren persönliche oder gesellschaftliche Konsequenz nicht mit persönlichen oder gesellschaftlichen Regeln konvenieren können Schuld-gefühle verursachen. Gesellschaftliche und mediale Narrationen und Diskurse, die besonders Selbstverantwortung auch im Sinne des „self enhancement"

---

[2] (T. Heide 2024).
[3] (Gilligan 2000)

(Selbstverbesserung) als Voraussetzung der Erfüllung der eigenen Rolle in einer hochfunktionalen Gesellschaft betonen und für Krankheit keinerlei narrative und empathische Verortung beschreiben, sind ebenfalls in der Lage Schuldgefühle auslösen und verstärken. Bezogen auf diese Beispiele weist Maria-Sibylla Lotter[4] darauf hin, dass Schuldgefühle im Krankheitskontext oft unangemessen sind, weil viele Krankheiten nicht direkt durch individuelles Verhalten verursacht werden. Schuld kann dennoch im sozialen Leben eine Rolle spielen, wenn Menschen anderen bewusst Schaden zufügen oder wenn sie aus Angst oder Scham sich selbst gegenüber oder anderen Personen, denen sie gegenüber Verantwortung tragen, medizinische Hilfe verweigern und dadurch deren oder die eigene Situation verschlechtern. Dabei wird der individuell moralische Begriff der Schuld auch zu einem rechts- und moral-normativen Begriff, da es dann um den Konflikt der eigenen begründenden Moralität und daraus folgenden Handlung zu den normativen Moralen der Gesellschaft geht. Schuld steht in engem Bezug zu Machtkonstellationen. Wir erfahren Schuld auch durch die erzeugte Position der Schwäche gegenüber bestimmten Kontexten dadurch, dass Kommunikationsteilnehmer aus Machtpositionen heraus uns gegenüber diese Schwäche und Schuld darstellen und als Instrument benutzen – können. Im Bereich der Therapie und Pflege ist Schuld die Reaktion auf die Diskrepanz in zirkularen Prozessen des Austausches, der Pflege, der Sorge, bei denen eine Seite etwas erhält oder verweigert wird und diese Diskrepanz nicht wieder auflösen kann.

5.2   Scham und Krankheit

Scham hingegen kann entstehen, wenn Menschen sich aufgrund ihrer Krankheit bloßgestellt, entwertet oder sozial ausgeschlossen fühlen. Gerade bei sichtbaren oder stigmatisierten Krankheiten (z. B. Hauterkrankungen, psychische Störungen, HIV/AIDS) können sich Betroffene schämen, weil sie befürchten, negativ bewertet zu werden. Lotter[5] betont dabei, dass Scham in Krankheitsverhältnissen eine starke soziale Dimension hat: Sie ergibt sich nicht nur aus der persönlichen Wahrnehmung, sondern aus der Auseinandersetzung des eigenen, vulnerablen Ichs mit den gesellschaftlichen Normen darüber, was als „normal" oder „gesund" gilt. In vielen Kulturen gibt es ein Ideal von Gesundheit und Leistungsfähigkeit,

---

[4] (Lotter 2012)
[5] Ebd.

dass kranke Menschen ungewollt unter Druck setzt (siehe Biostatistische Theorie BST nach Boorse[6]).

Scham ist weiterhin ein Ausdruck unserer eigenen Auseinandersetzung mit der von uns eingenommenen Rolle, deren Erfüllung wir in der Gesellschaft durch die Krankheit als bedroht ansehen. Dies führt somit zu einer Erschütterung des eigenen Selbstbewusstseins und wir fürchten um den Verlust unserer gesellschaftlichen Rolle. Diese Erosion und Bedrohung der Erfüllungsverpflichtung beschämten uns, da wir aus unterschiedlichsten Gründen uns in vielen Punkten unseres Daseins der Gesellschaft, Familie, Arbeitsteams etc., verpflichtet fühlen und dies möglicherweise nicht mehr in der von uns antizipierten Weise zu erfüllen vermögen.

Lotter kritisiert dabei auch, dass Schuld und Scham in Krankheitsverhältnissen oft durch soziale und kulturelle Faktoren verstärkt werden. Sie plädiert für einen reflektierten Umgang mit diesen Emotionen, insbesondere in der Medizinethik. Anstatt kranke Menschen für ihr Leiden verantwortlich zu machen oder sie zu beschämen, sollten Gesellschaft und Medizin dazu beitragen, Verständnis und Unterstützung zu fördern.

Die eigene und die gesellschaftliche Reflektion kann eine Patient*innenvollmacht ermöglichen. Durch die Verschriftlichung scham- und schuldbesetzter Semantiken ermöglichen wir es, uns sowohl für uns selbst aber eben auch gegenüber gesellschaftlichen Strukturen zu öffnen und Diskussions- und Erkenntnisraum zuzulassen.

---

[6] (Boorse 1975)

Patient*innenwille

Für die Durchführung von therapeutischen Maßnahmen und folgend für die Erstellung von Vollmachten i.w.S. ist es erforderlich, die Konstruktionen und Äußerungen unseres Willens[1] mit möglichen Willenskonstruktionen und – zuweisungen zu reflektieren. Diese oder ähnliche Äußerungen z. B. „Dies soll mein Wille sein" sind zu kontingent, zu offen, um daraus konkrete Handlungsschritte abzuleiten. Deshalb soll an dieser Stelle eine Vorstellung der möglichen und auch rechtlich fixierten Willensbegriffe erfolgen.

1) **Freier Wille** (vernünftiger Wille):
Der freie Wille beschreibt die Fähigkeit einer Person, nach eigenem Belieben handeln und Entscheidungen treffen zu können. Er setzt voraus, dass die Person einsichtsfähig ist. Nach Hegel ist dieser Wille somit frei, bewusst, reflektierend und vernünftig.[2]

2) **Natürlicher Wille**
Ursprüngliche, naturgegebene Form des Willens (Hegel[3]) Ist die aktuelle situative Willensbekundungen eines Menschen, dem zum Äußerungszeitpunkt die Fähigkeiten zur freiverantwortlichen Willensbildung fehlen.

Formen der Willensäußerung:

- **Aversiv:** z. B. Ablehnung von Nahrung, **Nahrungsverweigerung**
- **Appetitiv:** z. B. rufen, klopfen

---

[1] Der Wille kennzeichnet die Möglichkeiten und Fähigkeiten von Menschen, Entscheidungen zu treffen, die nicht vollständig durch innere oder äußere Zwänge determiniert sind und auf diesen Entscheidungen basierende Handlungen auszuführen.

[2] (Hegel 1970), § 1–29

[3] Ebd.

- **Performativ:** z. B. lachen, Apathie
- **Nonverbal oder verbal** (phonetischer Sprechakt-Geräusche, Laute im Unterschied zu Phonemen, die Laute mit Bedeutung sind oder phatischer Sprechakt – Worte mit sozialer Funktion)
- **Problem:** Feststellung des natürlichen Willens bei neurologischen Sprachstörungen (Aphasie, Dysphagie etc.) ist problematisch, da die Unterscheidung zwischen krankheitsbedingter und nicht krankheitsbedingter Äußerung getroffen werden muss
- Interpretation der Äußerung, um eine tatsächliche Willensäußerung von einer unwillkürlichen Reaktion abzugrenzen
- Differentialdiagnose Nahrungsverweigerung: Appetitlosigkeit, Geschmacksstörung, Folge psychiatrischer Erkrankung, Kau- und/oder Schluckprobleme
- **Herausziehen einer Sonde**
  - Gründe: Verweigerung externer Nahrungszufuhr
  - Differentialdiagnose: Probleme der umgebenden Haut, Folge z. B. psychiatrischen Erkrankung (Delir etc.), Spielzeug, Aufmerksamkeitsgewinn
- Greifen, Saugen – Feststellung willentlicher oder reflektorischer Reaktion

3) Mutmaßlicher Wille

Der mutmaßliche ist eine stellvertretende Willenskonstruktion. Es ist somit ein **Willenssurrogat**, da der Wille von stellvertretenden Personen für die zu vertretende Person konstruiert wird. Der mutmaßliche Wille ist der Wille, den ein Patient zum gegenwärtigen Zeitpunkt äußern würde, wenn er dazu in der Lage wäre.

Der mutmaßliche Wille kann daher nur **vermutet** werden.

Um den mutmaßlichen Willen zu ermitteln, sind Angehörige, Betreuer*innen/ Bevollmächtigte und therapeutisches Team gehalten, sich gemeinsam ein möglichst genaues Bild von den individuellen Wertvorstellungen des Patienten anhand früherer Äußerungen und Lebensentscheidungen zu machen.

Schritte zur Ermittlung des mutmaßlichen Willens:

*1) Wenn kein juristische Stellvertreter*in existiert:*
Es ist ärztliche Aufgabe, zur Ermittlung des mutmaßlichen Patient*innenwillens zunächst Angehörige und nahe Bezugspersonen der Patient*innen zu befragen. Parallel kann beim Betreuungsgericht die Einrichtung einer rechtlichen Betreuung beantragt werden. Bei evaluierenden Gesprächen ist darauf zu achten, dass nicht gefragt werden sollte, was die Angehörigen selbst über Behandlungsoptionen denken, sondern ob sie Informationen haben, die zur Ermittlung des

Patient*innenwillens beitragen können, um jede Wertung dieses mutmaßlichen Willens und ein kommunikatives Bias zu vermeiden.

2) *Existiert eine juristische Stellvertreter*in:*
Die Betreuer*in oder Bevollmächtigte trifft die gesetzliche Pflicht, den mutmaßlichen Patient*innenwillen zu ermitteln und ihm Geltung zu verschaffen, soweit dies geboten ist.

4) **Behandlungswunsch**
Der Behandlungswunsch ist eine Erklärung von Patient*innen bezüglich einer medizinischen Therapie, die sie in bestimmten Situationen erhalten oder nicht erhalten möchten. Diese Erklärung kann schriftlich oder mündlich erfolgen und kann jederzeit widerrufen werden. Schriftlich können diese Wünsche z. B. in einer Patient*innenvollmacht fixiert werden.

Entscheidungsbaum für medizinische Behandlungen
- **A)** Die Maßnahme ist zulässig, wenn **Indikation** und **Patient*innenwille** positiv **übereinstimmen.** Die Maßnahme ist somit durchführbar.
- **B)** Patient*in **wünschen sich eine nicht indizierte Behandlungsmaßnahme.** Die Maßnahme ist dann u. U. abzulehnen, soweit es fachlich geboten scheint.
- **C)** Einer indizierten Behandlungsmaßnahme wird von Patient*innen oder von juristischen Stellvertreter*innen **nicht zugestimmt.** Folgende Schritte zur Umsetzung bzw. Aussetzung der Therapie sind möglich:
  a) Patient*in ist entscheidungsfähig. Eventuell ist dann zusätzlich das Betreuungsgericht einzuschalten, wenn z. B. fehlende Krankheitseinsicht vorliegen könnte. Der Autonomie der Patient*innen ist hier, soweit möglich, Geltung zu verschaffen.
  b) Entscheidungsfähigkeit von Patient*innen ist unklar. Ggf. ein Gutachten zur Entscheidungsfähigkeit erstellen und u. U. Betreuungsgericht anrufen.
  c) Patient*in ist nicht entscheidungsfähig. Entscheidung zur Therapie wird von Bevollmächtigten oder nach diagnostischer und indikatorischer Lage entschieden.

Vollmachten und Patientenverfügungen

7

Alle Formen von Vollmachten, die im Folgenden beschrieben werden, dienen dazu, andere Personen als man selbst mit Aufgaben zu betrauen, die im höchsten Masse privat sind und in den beschriebenen und kontingenten (Not-)Situationen diesen betrauten Personen die Möglichkeit geben sollen, für eine andere Personen Entscheidungen in deren Sinne zu treffen. Man spricht bei Vollmachten auch vom **prospektiven Ausdruck unseres Willens,** da es sich um eine antizipative wohl überlegte Bestimmung unseres eigenen freien Willens handelt.

Beispielsweise kann eine demente Patient*in sehr wohl autonom sein, aber die Selbst-bestimmtheit und Selbstverwirklichung kann eingeschränkt sein.

Zusätzlich stellen solche Vollmachten oder Verfügungen eine Form der **substitutiven Autonomie** des verfassten oder mutmaßlichen Willens dar, da sie durch Dritte umgesetzt werden (müssen). Die Vollmachten werden auch als Surrogat-Objekt bezeichnet, da die festgelegten Maßnahmen i. d. R. nicht in der Verfassheit einer Vollmacht vorliegen, sondern antizipiert und für ein Surrogat-Subjekt festgelegt werden müssen. Dieses Surrogat-Subjekt (Stellvertreter*in) handelt dann in der auf die Vollmacht zutreffende Situation und für die verfassende Person, da die verfassende Person in dieser Situation nicht mehr ausreichend handlungs- und entscheidungsfähig sein kann. Die Stellvertretung benötigt ein hohes Maß an Vertrauen der umsetzenden Personen, da die möglichen Handlungskonsequenzen den vulnerabelsten Teil von unserer Person betreffen können – einen Eingriff in unseren Körper, also z. B. Verletzung durch Operation. Die Rechtsgrundlage dafür ist der §164 BGB, der die Willenserklärung beschreibt.

R. Heide, *Die bedürfnisorientierte Patientenverfügung*, essentials, https://doi.org/10.1007/978-3-662-72256-5_7

Für die Ausstellung einer Vorsorgevollmacht muss der Vollmachtgeber zumindest partiell geschäftsfähig[1] sein.

Vollmachten stellen somit einen Ausdruck unserer personalen Autonomie dar und sind nur im sozialen Kontext nötig. Nur wenn wir Vertragsbeziehungen zu anderen Menschen eingehen wollen und werden, können solche Vollmachten hilfreich sein, um unseren eigenen Willen in prozeduralen Praktiken abzubilden. Jede Zustimmung zu einer Krankenbehandlung, jede akzeptierte medizinische Verschreibung stelltsolche Vertragsbeziehungen zu anderen Menschen dar, beispielsweise gegenüber dem Gesundheitssystem oder gegenüber sozial Handelnden (Familie, Freunde etc.) Sie sind deshalb nötig, da wir Prozessen wie z. B. klinisch-medizinischen Behandlungen und Therapien oder auch juristischen Abläufen durch Verunsicherung und Angst irritiert gegenüberstehen in Unkenntnis der genauen Abläufe und Hintergründe. Patientenvollmacht stellen in dieser Lesart auch immer ein Abwehr Instrument gegen eine technisiert wahrgenommene Medizin, die durch Strukturnormative und Effizienzüberlegungen die Bedürfnisse des bzw. der einzelnen Patient*innen zu wenig abzubilden und umzusetzen vermag.

Mit diesen Vollmachten generieren wir für uns eine vermeintliche Sicherheit und versuchen mögliche Zwangsmaßnahmen bei fehlender Diskursfähigkeit zu beeinflussen. Eine Vollmacht ist nur nötig, wenn wir zur freien, damit auch sprachlich freien, Willensbildung nicht mehr oder nicht in ausreichendem Maße mehr in der Lage sind. Wir sind dann auch irritiert gegenüber uns selbst; unserem eigenen Wissen, Meinungen und Wahrnehmungen, da wir diesen unseren eigenen epistemischen Strukturen nicht mehr trauen können. Die sich darbietende Wirklichkeit verursacht Erosionen in der Bedeutungszuweisung unserer Vorstellung der Welt und verunsichert uns. Die grundsätzliche und ethische Frage bei Patientenvollmachten lautet: Ist der oder die Verfügende ausreichen aufgeklärt und sich der Konsequenzen bewusst, wobei die zusätzliche Frage sich anschließt, ob und in welchem Umfang dies überhaupt möglich ist?

---

[1] Personen, die Willenserklärungen rechtsgültig abgeben oder entgegennehmen können, werden als geschäftsfähig angesehen (also i.S. der geltenden und moralisch gebotenen Gesetze) (sh. §104 BGB, Alter {jünger als 7 Jahre} und ‚krankhafte Störungen der Geistestätigkeit'). Hat eine Person eine psychische oder kognitive Störung, Erkrankung oder eine Abhängigkeit, die ihre Willenserklärung in manchen Bereichen ihres Lebens beeinträchtigt, kann eine partielle Geschäftsfähigkeit in Kraft treten.

7.1 Arten von Vollmachten

Der folgende Abschnitt beschreibt die grundlegenden Arten von Vollmachten, die in diesem Bereich der Gesundheitssorge Relevanz besitzen.

1) **Vorsorgevollmacht**
Mit der Vorsorgevollmacht werden Vertrauenspersonen für den Fall der Geschäfts- und/oder Einwilligungsunfähigkeit des Vollmachtgebers für bestimmte Bereiche, z. B. für die gesundheitlichen Angelegenheiten, bevollmächtigt. Die Bevollmächtigten werden zu Vertretern des Willens. Sie verschaffen dem Willen der aktuell nicht mehr einwilligungsfähigen Vollmachtgeber*in Ausdruck und Geltung im Bereich der Gesundheitssorge, Vermögenssorge oder Aufenthaltssorge. (nach Bundesärztekammer)

2) **Betreuungsverfügung**
Die Betreuungsverfügung stellt eine besondere Form der Vorsorgevollmacht dar. Laut Bundesärztekammer versteht man unter einer
Betreuungsverfügung: „Eine Betreuungsverfügung ist eine für das Betreuungsgericht bestimmte Willensäußerung einer Person für den Fall der Anordnung einer Betreuung. Ein solcher Fall liegt beispielsweise vor, wenn ein Patient infolge einer Krankheit seine Angelegenheiten ganz oder teilweise nicht mehr selbst besorgen kann und deshalb ein Betreuer oder Betreuerin bestellt werden muss."[2] Eine Betreuungsverfügung muss juristisch durch das Betreuungsgericht ausgefertigt werden. Betreuer*innen können externe Personen wie Berufsbetreuer*innen sein oder auch Familienangehörige oder Freunde.

3) **Behandlungswunsch und Patientenverfügung**
Unter **Behandlungswünschen** versteht man im Unterschied zur Patientenvollmacht Äußerungen von Betroffenen, die Festlegungen für eine konkrete Lebens- und Behandlungssituation enthalten, aber den Anforderungen an eine Patientenvollmacht i.S.d. §1827[3] Abs 1 BGB nicht genügen, etwa weil sie nicht schriftlich abgefasst wurden, in den Formulierungen zu vage sind, keine antizipierenden Entscheidungen treffen oder von einem minderjährigen Betroffenen verfasst wurden. Auch eine Patientenvollmacht, die **nicht sicher auf die aktuelle**

---

[2] https://www.bundesaerztekammer.de/bundesaerztekammer/patienten/patientenverfuegung
[3] Patientenverfügung; Behandlungswünsche oder mutmaßlicher Wille des Betreuten

Lebens- und Behandlungssituation der Betroffenen passt und deshalb keine unmittelbare Wirkung entfalten kann, kann als Behandlungswunsch Berücksichtigung finden. Behandlungswünsche können auch im Vorfeld mündlich geäußert worden sein. Sie sind insbesondere dann aussagekräftig, wenn sie im Kontext der Erkrankung zeitnah geäußert worden sind, konkrete Bezüge zur aktuellen Behandlungssituation aufweisen und die Zielvorstellungen der Patient*innen erkennen lassen. Auch hier muss die Ärzt*in die Indikationsprüfung sowie die Erörterung mit Betreuer*in/Bevollmächtigten unter Einbindung der Angehörigen gemäß §1828[4] BGB vornehmen und besonders das Augenmerk auf die Prognose der Erkrankung legen.[5]

7.2   Formen und Diskussion aktueller Patientenvollmachten

Seit vielen Jahren gibt es Patientenvollmacht, deren Textbausteine und Formularentwürfe von den unterschiedlichsten Einrichtungen und Institutionen in unserem Land zur Verfügung gestellt werden. Nachfolgend einige der bekanntesten Anbieterorganisationen.

BMJ (Bundesministerium für Justiz):
https://www.bmj.de/SharedDocs/Publikationen/DE/Broschueren/Patientenverfuegung.pdf?__blob=publicationFile
BMFG (Bundesgesundheitsministerium)
https://www.bundesgesundheitsministerium.de/patientenverfuegung.html
ÄK (Bundes Ärztekammer)
https://www.bundesaerztekammer.de/bundesaerztekammer/patienten/patientenverfuegung

Um die Entwicklung der im Folgenden hier vorgestellten neuen bedürfnisorientierten Patientenvollmacht nachzuvollziehen, möchte ich die wesentlichen problematischen Punkte bereits vorhandener Patientenvollmacht aufzeigen. Auch

---

[4] Gespräch zur Feststellung des Patientenwillens

[5] Sh. https://www.haufe.de/recht/deutsches-anwalt-office-premium/21-patientenverfuegung-1-behandlungswuensche_idesk_PI17574_HI16122850.html, Aufruf 19.03.2025
    Kontingenz nach Niklas Luhmann: „Kontingent ist etwas, was weder notwendig noch unmöglich ist; was also so, wie es ist (war, sein wird), sein kann, aber auch anders möglich ist. Der Begriff bezeichnet mithin Gegebenes (..) im Hinblick auf mögliches Anderssein, er bezeichnet Gegenstände im Horizont möglicher Abwandlungen." (Luhmann 1987)

die bisherigen Patientenvollmacht haben Patient*innen im Zentrum, jedoch ist die Orientierung der Aussagen nicht klar auf diese gerichtet, sondern folgen den Gedanken praktizierender Ärzt*innen und Pflegekräfte, die eine ethisch komplexe Situation zwar im Sinne von Patient*innen gestalten wollen und müssen, jedoch die Frage der Umsetzung in der medizinischen Praxis als intentionales Element hervorheben. Damit laufen diese Patientenvollmacht Gefahr die betroffenen Menschen nach Kants praktischen Imperativ[6] mehr oder weniger als Zweck zu betrachten, um ebendiese herausfordernde Situationen bewältigen zu können. Die Sicht des Menschen als Zweck dieser Handlungen tritt dann zurück. Zusätzlich können vorhandene Patientenvollmacht die Behandlungswünsche nicht verbindlich festlegen, da die Situationen, in denen sie zur Anwendung kommen sollen, nicht hinreichend präzise beschrieben werden können. Dieses Dilemma der temporalen Kontingenz eigener Wünsche oder Willensbekundungen lässt sich m.M. nur dadurch lösen, indem genau diese Offenheit durch die Formulierung aufgegriffen und niedergeschrieben und so verdeutlicht und erfasst wird.

Beispiel der Patientenvollmacht des BMJ, Stand 2024[7]
Textbaustein 2.3: Festlegungen zu Einleitung, Umfang oder Beendigung
bestimmter ärztlicher Maßnahmen
Dieser Textbaustein soll als Beispiel dazu dienen, die Probleme von bestehenden Patientenvollmachten zu erläutern.

2.3.1 Lebenserhaltende Maßnahmen
  In den oben beschriebenen Situationen wünsche ich,
a) *dass alles medizinisch Mögliche und Sinnvolle getan wird, um mich am Leben zu erhalten*
  oder
b) *dass alle lebenserhaltenden Maßnahmen unterlassen werden. Hunger und Durst sollen auf natürliche Weise gestillt werden, gegebenenfalls mit Hilfe bei der Nahrungs- und Flüssigkeitsaufnahme. Ich wünsche fachgerechte Pflege*

---

[6] Praktischer Imperativ nach Kant (Kant 2008): "Handle so, dass du die Menschheit sowohl in deiner Person als in der Person eines jeden anderen jederzeit zugleich als Zweck, niemals bloß als Mittel brauchst."
[7] https://www.bmj.de/SharedDocs/Publikationen/DE/Broschueren/Patientenverfuegung. pdf?__blob=publicationFile, 2024

von Mund und Schleimhäuten sowie menschenwürdige Unterbringung, Zuwendung, Körperpflege und das Lindern von Schmerzen, Atemnot, Übelkeit, Angst, Unruhe und anderer belastender Symptome.[8]

Der beschriebene Textbaustein zeigt im Punkt 2.3.1 a) 2 grundsätzliche Probleme, die die meisten verfügbaren Patientenvollmacht verbinden.

1) Zunächst ist anzumerken, dass Patient*in durch die Vorgabe zweier oder mehr Auswahlmöglichkeiten für die beschriebenen Lebenssituationen sehr leicht in die Situation geraten, sich in einer schwierigen Situation lediglich auf diese beiden Auswahlmöglichkeiten zu beschränken, um eine davon auszuwählen. Diese Auswahl ist jedoch nicht in der Lage, die für die jeweilige Patient*in zutreffende Situation umfänglich und vollständig zu erfassen, zu antizipieren und festzulegen. Die Schwierigkeit der Auseinandersetzung mit der Frage selbst und der Verzicht auf den Hinweis der ständigen temporalen Änderung durch die Änderung der Wissenskontexte der Patient*innen und Leistungserbringer sowie des wissenschaftlichen Standes erzeugen eine vermeintliche Sicherheit in der Entscheidung.

Das Rekurrieren auf vorhandene Entscheidungsmuster erzeugt eine vermeintliche Sicherheit, da Patient*in annimmt, dass Expert*innen, die diese Formulierungen geschaffen haben, die richtigen Antworten wissen müssten. Personen in dieser Situation sehen sich somit einer paternalistisch Empfehlung gegenüber, die sich ausschließlich am medizinischen und juristischen Regeln und Leitlinien orientiert, aber die individuellen Gedanken der Person, die die Vollmacht verfasst, nicht erfasst, in dieser Form auch nicht erfassen kann durch die stark asymmetrische Wissens- und Kommunikationsstruktur. Somit wird die erforderliche Auseinandersetzung von Patient*innen mit den fachlichen Schwierigkeiten und Unvorhersehbarkeiten medizinischer Diagnosen,

---

[8] „Die Äußerung, „keine lebenserhaltenden Maßnahmen" zu wünschen, stellt jedenfalls für sich genommen nicht die für eine wirksame Patientenverfügung erforderliche hinreichend konkrete Behandlungsentscheidung dar. Die insoweit erforderliche Konkretisierung kann aber gegebenenfalls durch die Benennung bestimmter ärztlicher Maßnahmen oder die Bezugnahme auf ausreichend spezifizierte Krankheiten oder Behandlungssituationen erfolgen. Es spricht folglich grundsätzlich nichts gegen die Verwendung dieser Formulierung, soweit diese nicht isoliert erfolgt, sondern mit konkreten Beschreibungen der Behandlungssituationen und spezifizierten medizinischen Maßnahmen.... kombiniert wird." Nach BMJ

Therapie sowie prämortaler Pflege i.d.R. nicht möglich sein. Ebendiese Unsicherheit in der Bevollmächtigung zu verdeutlichen, gelingt mit den meisten bestehenden Patientenvollmachten nicht.

2) Weiterhin sind die in der Formulierung aufgeführten Semantiken einerseits zu voraussetzungsreich und andererseits in ihrer fachlichen Relevanz zu vage. Die Formulierung „alles Mögliche und Sinnvolle" zu tun, setzt voraus, dass man entweder weiß was sich dahinter verbirgt, wozu der Laie nicht in der Lage ist, oder man sich dann die fachliche Übersetzung dieser Semantik in konkret zu erfolgende therapeutische und pflegerische Maßnahme von entsprechen Fachpersonal einholen muss. Dieser Prozess der nachrangigen Informationssuche, also erst nach Erhalt einer entsprechenden Auswahlmöglichkeit, zeigt Patient*innen ihre Unwissenheit zu diesen Themen auf und lässt einen freien, gleichberechtigten Dialog eigentlich nicht mehr zu.

In der hier vorgestellten Patientenvollmacht ist der Fokus der Herangehensweise umgekehrt worden. Zunächst muss Patient*in sich selbst Gedanken machen, bevor es überhaupt zu einer Entscheidung kommen kann – dies auch durchaus mit fachlicher Unterstützung. Diese Gedanken müssen dann weiter mit eigenen Worten formuliert werden. Diese praktischen Handlungen des „Sich-Auseinandersetzen" und des händischen, mithin motorischen „Niederschreibens" zwingen uns Menschen kognitiv in selbstbewusste und selbstbezogene Reflektionen.

Die patientenorientierte Patientenverfügung

(gem. § 1827 ff. BGB)

Eingangsformel

Ich, ____(Name)____ _____

geboren am _____(Datum)_____ _____

Wohnhaft in _____(Ort)_____ _____

verfüge hiermit für die Situation, in der ich meinen eigenen freien Willen nicht mehr eindeutig bilden oder äußern kann oder dieser für andere nicht eindeutig erkennbar ist, Folgendes:
(z. B. neurologisch degenerative und fortschreitende Erkrankungen, Zustände reaktionsloser Wachheit und komatöse Zustände, psychiatrische Erkrankungen mit erheblicher Wesens- und Wahrnehmungsbeeinträchtigung etc.)

1) Voraussetzung:

Die folgenden Entscheidungen wurden aufgrund meines freien Willens und verständlich vorliegender Informationen des aktuellen medizinischen und pflegerischen sowie therapeutischen Standes der Wissenschaft bzw. Therapie von mir gebildet und ständig aufgrund der aktuellen Erkenntnisse und Gegebenheiten angepasst. Dies bestätige ich durch meine Unterschrift.

© Der/die Autor(en), exklusiv lizenziert an Springer-Verlag GmbH, DE, ein Teil von Springer Nature 2025
R. Heide, *Die bedürfnisorientierte Patientenverfügung,* essentials,
https://doi.org/10.1007/978-3-662-72256-5_8

Liegt der Zeitraum der Unterschrift länger als 3 Jahre zurück, so trifft die Patientenverfügung nur vorbehaltlich der Zustimmung der unter 2 genannten Personen zu. Es ist dann mein mutmaßlich oder natürlicher Wille zur Entscheidung heranzuziehen.

2) Personen und mein Wille

Folgende Personen sind zu informieren (Name und Anschrift):

....

....

....

Folgende Personen **sollen** mit mir in Kontakt treten dürfen:

....

....

Folgende Personen **sollen nicht** mit mir in Kontakt treten dürfen:

....

....

Ergänzend zu vorliegenden Patient*innen-Vollmachten oder gesetzlichen Betreuungen dürfen folgende Personen Entscheidungen für mich treffen:

....

....

....

Folgende Personen dürfen meinen **mutmaßlichen Willen** oder **Behandlungswünsche**feststellen bzw. rekonstruieren, wenn dies zur Entscheidungsfindung hilfreich ist:

....

....

Folgende Personen dürfen aus meinem **natürlich geäußerten Willen** Schluss-
folgerungen auf Auslegung meines **freien Willens** sowie auf konkrete Behand-
lungs- und Pflegemassnahmen ziehen.

....

....

Im Falle sich widersprechender Aussagen mich betreffend durch Dritte, ist das
zuständige Betreuungsgericht anzurufen, um einen neutralen Berufs-Betreuer zu
bestellen:

ja ☐   nein ☐

oder nach ärztlicher Maßgabe

ja   ☐   nein   ☐   zu entscheiden.

3) **Festlegungen ärztlicher Maßnahmen/Behandlungswünsche und zu-
treffender Situationen**

Ich möchte folgende an mir medizinischen Maßnahmen durchgeführt haben:

....

....

Hiermit möchte ich folgende medizinischen Maßnahmen an mir *nicht* durchgeführt haben:

....

....

Zur Konkretisierung und Auslegung dieser Vorgaben sind die oben genannten
Personen zu Hilfe zu ziehen.

ja ☐   nein ☐

oder

nach aktuellem medizinischem Wissensstand und Maßgabe zu verfahren:

ja   ☐ nein   ☐

Beispiele für medizinische Behandlungen
*Schmerzbehandlung, Künstliche Ernährung und Flüssigkeitszufuhr, PEG/PEJ/
nasogastrale Sonde, Wiederbelebung, Künstliche Beatmung/Trachealkanüle usw.
(sh. Glossar)*

Organspende
Ich habe mich hier informiert oder informieren lassen:

....

Der Entnahme von Organen oder Organteilen ohne Einschränkung nach meinem Tod.

stimme ich **zu.**   ☐

oder

Ich stimme der Entnahme **folgender** Organe oder Organteilen zu: ☐

....

Nach meinem Tod **stimme** ich der Entnahme meiner Organe **nicht zu.** ☐

Hilfreiche Informationen zum Thema:
     https://www.organspende-info.de/blog/der-weg-zur-organspende-ent-
scheidung/
     https://www.ethikrat.org/fileadmin/Publikationen/Stellungnahmen/deutsch/
stellungnahme-hirntod-und-entscheidung-zur-organspende.pdf

4) **Festlegungen pflegerischer/therapeutischer Maßnahmen**

Ich bitte um besondere Beachtung von folgenden pflegerischen Maßnahmen
(z. B. Körperpflege, Lagerung, Medikamentengabe usw.):

....

....

Ich bitte um besondere Beachtung von folgenden therapeutischen Maßnahmen (Ergotherapie, Physiotherapie (inkl. MTT; Osteopathie etc.), Logopädie, Psychologie und Psychotherapie, Musiktherapie):

....

....

5) Alltagsweltliche Festlegungen

Z.B. Rituale, Vorlieben bei Essen und Trinken, Körperpflege, TV, Radio oder Musik, Licht, offenes/geschlossenes Fenster oder offene/geschlossene Tür tagsüber/nachts usw., Ängste oder unangenehme Situationen),Wunsch nach religiösem oder psychologischem Beistand, womit wird mir eine Freude bereitet

....

....

6) Sterbe-Ort

Der Sterbeort ist mir egal.   ☐ oder

Falls es möglich ist, möchte ich zu Hause sterben.   ☐ oder

Ich möchte in einem Hospiz sterben, wenn es möglich ist.   ☐

Sh. Anhang (Bestattungsrituale), ggf. an eine Bestattungsverfügung denken.

7) Ehegattenvertretungsrecht (gem. § 1358 BGB)

Das Ehegattenvertretungsrecht gilt.   ☐

Das Ehegattenvertretungsrecht soll **nicht** gelten.   ☐

8) Durchsetzung und Widerruf der Patientenverfügung

Ich erwarte, dass die Angaben meiner Patientenverfügung von allen Parteien befolgt werden. Wenn die Patientenverfügung in einem konkreten Fall nicht eindeutig ist, möchte ich, daß in Absprache mit den Angehörigen/Freund*innen/Betreuer*innen sowie multidisziplinären Expert*innen im Rahmen einer ethischen Besprechung versucht wird, einen Konsens zu finden, der meinem Willen entspricht. Richtlinie für die zu treffende Entscheidung ist meine Patientenverfügung, sowie der natürliche oder mutmaßliche Wille, hilfsweise auch ein anderweitig geäußerter Behandlungswunsch sowie die Einbeziehung der oben genannten, entscheidenden Personen, die nach Aufklärung möglichen Behandlungs- oder Pflegentscheidungen informiert zustimmen dürfen. Die letzte Entscheidung liegt bei meinem Bevollmächtigten. In strittigen Situationen, die keine Lösungsmöglichkeit durch die vorgenannten Parteien bieten, ist das Betreuungsgericht anzurufen.

9) Sonstiges

Sollte die Patientenverfügung während einer Notfallbehandlung nicht zur Verfügung stehen und sollten die behandelnden Personen erst nachträglich davon Kenntnis erhalten, so ist mein Wille gemäß der Patientenverfügung unverzüglich wieder umzusetzen. Die unter 2 genannten Personen sind in den Entscheidungsprozess mit einzubeziehen. Hilfsweise gilt das in Pkt 6 genannte Vorgehen zur Entscheidungsfindung.

Ich bin im Vollbesitz meiner geistigen Kräfte und mir ist bekannt, dass ich die Patientenverfügung jeder Zeit formlos widerrufen kann. Die Inhalte und Konsequenzen dieser Verfügung sind mir bewusst und wurden in eigener Verantwortung ohne Druck von außen.

am (Datum).. und in (Ort).......................................erstellt.

Diese Patient*innenverfügung trifft nur zu, soweit der beschriebene Inhalt mit meiner **aktuellen Lebens- und Behandlungssituation** übereinstimmt (sh. § 1827 BGB). Dies ist durch mich selbst oder die mich betreuenden Personen auf der Grundlage der konkreten Situation und ggf. meines mutmaßlichen oder interpretierten natürlichen Willens festzustellen.

Datum, Unterschrift

1. Wiederholende Bestätigung

Änderungen: ja ☐   nein ☐

Folgendes:

_____

Datum, Unterschrift

2. Wiederholende Bestätigung

Änderungen: ja ☐   nein ☐

Folgendes:

_____

Datum, Unterschrift

3. Wiederholende Bestätigung

Änderungen: ja ☐   nein ☐

Folgendes:

_____

Datum, Unterschrift.

Was Sie aus diesem *essential* mitnehmen können

- Die Bedeutung von Autonomie und Selbstbestimmung für den verantwortlichen handelnden Menschen und seine Entscheidungen im Krankheitskontext
- Beispiele für Situationen mit vulnerablen Menschen und die Bedeutung von Willenskonstruktionen
- Umsetzung unseres Willens in einer eigenformulierten Patientenvollmacht
- Eine neue bedürfnisorientierte Patientenvollmacht – als Formular zur Diskussion und Verwendung
- Relevante Rechtsvorschriften

Anhang

Glossar

1) Behandlungswunsch

Behandlungswünsche können alle Äußerungen von Betroffenen im Sinne des freien Willens sein, die Festlegungen für eine konkrete zukünftige Lebens- und Behandlungssituation enthalten und in einer Patientenverfügung gemäß *§ 1827 Abs. 1 BGB* festgelegt werden können.

2) Medizinische Begriffe

MTT: Medizinische Trainingstherapie
NGS: Naso-gastrale Sonde, Ernährungssonde durch die Nase
PEG: Perkutane Endoskopische Gastrostomie – Ernährungs-Sonde durch die Bauchdecke in den Magen
PEJ: Perkutane Endoskopische Jejunostomie- Ernährungs-Sonde durch die Bauchdecke in den Dünndarm
TK: Trachealkanüle, Luftröhrenschnitt und Einsetzen einer Kanüle zur verbesserten Atmung

3) Willensarten: (sh. auch § 133 BGB)

a) *Freier Wille:* Handlungsidee; Vermögen, Entscheidungen treffen und Handlungen ausführen zu können
b) *Mutmaßlicher Wille:* stellvertretender Wille, der durch andere Personen aus den eigenen Lebensvorstellungen und Dokumenten oder Aussagen rekonstruiert wird und den möglichen, ursprünglichen freien Willen abbilden soll. Liegt kein Behandlungswunsch vor, so ist der mutmaßliche Wille eines

R. Heide, *Die bedürfnisorientierte Patientenverfügung,* essentials, https://doi.org/10.1007/978-3-662-72256-5

Patienten zu ermitteln, allerdings nur in Fällen, in denen eine (Weiter-) Behandlung ärztlich indiziert ist.

c) *Natürlicher Wille:* Willensäußerung bei kommunikativer Unmöglichkeit den eigenen Willen zu äußern (verbal oder nonverbal), wichtig ist die Abgrenzung von situativen oder reflektorischen Bewegungen, Äußerungen etc.

Rechtsnormen (Stand 2024)

Patientenverfügung § 1827 BGB, 1828 BGB
Ehegattenvertretungsrecht § 1358 BGB
Betreuungsrecht §§ 1814–1826 BGB

BGB § 1827 Patientenverfügung; Behandlungswünsche oder mutmaßlicher Wille des Betreuten

1. Hat ein einwilligungsfähiger Volljähriger für den Fall seiner Einwilligungsunfähigkeit schriftlich festgelegt, ob er in bestimmte, zum Zeitpunkt der Festlegung noch nicht unmittelbar bevorstehende Untersuchungen seines Gesundheitszustands, Heilbehandlungen oder ärztliche Eingriffe einwilligt oder sie untersagt (Patientenverfügung), prüft der Betreuer, **ob diese Festlegungen auf die aktuelle Lebens- und Behandlungssituation des Betreuten zutreffen.** Ist dies der Fall, hat der Betreuer dem Willen des Betreuten Ausdruck und Geltung zu verschaffen. Eine Patientenverfügung kann jederzeit formlos widerrufen werden.

2. Liegt keine Patientenverfügung vor oder treffen die Festlegungen einer Patientenverfügung nicht auf die aktuelle Lebens- und Behandlungssituation des Betreuten zu, hat der Betreuer die Behandlungswünsche oder den mutmaßlichen Willen des Betreuten festzustellen und auf dieser Grundlage zu entscheiden, ob er in eine ärztliche Maßnahme nach Absatz 1 einwilligt oder sie untersagt. Der mutmaßliche Wille ist aufgrund konkreter Anhaltspunkte zu ermitteln. Zu berücksichtigen sind insbesondere frühere Äußerungen, ethische oder religiöse Überzeugungen und sonstige persönliche Wertvorstellungen des Betreuten.

3. Die Absätze 1 und 2 gelten unabhängig von Art und Stadium einer Erkrankung des Betreuten.

4. Der Betreuer soll den Betreuten in geeigneten Fällen auf die Möglichkeit einer Patientenverfügung hinweisen und ihn auf dessen Wunsch bei der Errichtung einer Patientenverfügung unterstützen.

5. Niemand kann zur Errichtung einer Patientenverfügung verpflichtet werden. Die Errichtung oder Vorlage einer Patientenverfügung darf nicht zur Bedingung eines Vertragsschlusses gemacht werden.
6. Die Absätze 1 bis 3 gelten für Bevollmächtigte entsprechend.

BGB § 1828 Gespräch zur Feststellung des Patientenwillens
1. Der behandelnde Arzt prüft, welche ärztliche Maßnahme im Hinblick auf den Gesamtzustand und die **Prognose** des Patienten indiziert ist. Er und der Betreuer erörtern diese Maßnahme unter Berücksichtigung des Patientenwillens als Grundlage für die nach § 1827 zu treffende Entscheidung.
2. Bei der Feststellung des Patientenwillens nach § 1827 Absatz 1 oder der Behandlungswünsche oder des mutmaßlichen Willens nach § 1827 Absatz 2 soll nahen Angehörigen und sonstigen Vertrauenspersonen des Betreuten Gelegenheit zur Äußerung gegeben werden, sofern dies ohne erhebliche Verzögerung möglich ist.
3. Die Absätze 1 und 2 gelten für Bevollmächtigte entsprechend.

BGB § 1358 Gegenseitige Vertretung von Ehegatten in Angelegenheiten der Gesundheitssorge („Ehegattenvertretungsrecht")
1. Kann ein Ehegatte aufgrund von Bewusstlosigkeit oder Krankheit seine Angelegenheiten der Gesundheitssorge rechtlich nicht besorgen (vertretener Ehegatte), ist der andere Ehegatte (vertretender Ehegatte) berechtigt, für den vertretenen Ehegatten
   1. in Untersuchungen des Gesundheitszustandes, Heilbehandlungen oder ärztliche Eingriffe einzuwilligen oder sie zu untersagen sowie ärztliche Aufklärungen entgegenzunehmen,
   2. Behandlungsverträge, Krankenhausverträge oder Verträge über eilige Maßnahmen der Rehabilitation und der Pflege abzuschließen und durchzusetzen,
   3. über Maßnahmen nach § 1831 Absatz 4 zu entscheiden, sofern die Dauer der Maßnahme im Einzelfall sechs Wochen nicht überschreitet, und
   4. Ansprüche, die dem vertretenen Ehegatten aus Anlass der Erkrankung gegenüber Dritten zustehen, geltend zu machen und an die Leistungserbringer aus den Verträgen nach Nummer 2 abzutreten oder Zahlung an diese zu verlangen.
2. Unter den Voraussetzungen des Absatzes 1 und hinsichtlich der in Absatz 1 Nr. 1 bis 4 genannten Angelegenheiten sind behandelnde Ärzte gegenüber dem vertretenden Ehegatten von ihrer Schweigepflicht entbunden. Dieser darf

die diese Angelegenheiten betreffenden Krankenunterlagen einsehen und ihre Weitergabe an Dritte bewilligen.

3. Die Berechtigungen nach den Absätzen 1 und 2 bestehen nicht, wenn
   1. die Ehegatten getrennt leben,
   2. dem vertretenden Ehegatten oder dem behandelnden Arzt bekannt ist, dass der vertretene Ehegatte
      a) eine Vertretung durch ihn in den in Absatz 1 Nr. 1 bis 4 genannten Angelegenheiten ablehnt oder
      b) jemanden zur Wahrnehmung seiner Angelegenheiten bevollmächtigt hat, soweit diese Vollmacht die in Absatz 1 Nr. 1 bis 4 bezeichneten Angelegenheiten umfasst,
   3. für den vertretenen Ehegatten ein Betreuer bestellt ist, soweit dessen Aufgabenkreis die in Absatz 1 Nr. 1 bis 4 bezeichneten Angelegenheiten umfasst, oder
   4. die Voraussetzungen des Absatzes 1 nicht mehr vorliegen oder mehr als sechs Monate seit dem durch den Arzt nach Absatz 4 Satz 1 Nr. 1 festgestellten Zeitpunkt vergangen sind.
4. Der Arzt, gegenüber dem das Vertretungsrecht ausgeübt wird, hat
   1. das Vorliegen der Voraussetzungen des Absatzes 1 und den Zeitpunkt, zu dem diese spätestens eingetreten sind, schriftlich zu bestätigen,
   2. dem vertretenden Ehegatten die Bestätigung nach Nummer 1 mit einer schriftlichen Erklärung über das Vorliegen der Voraussetzungen des Absatzes 1 und das Nichtvorliegen der Ausschlussgründe des Absatzes 3 vorzulegen und
   3. sich von dem vertretenden Ehegatten schriftlich versichern zu lassen, dass
      a) das Vertretungsrecht wegen der Bewusstlosigkeit oder Krankheit, aufgrund derer der Ehegatte seine Angelegenheiten der Gesundheitssorge rechtlich nicht besorgen kann, bisher nicht ausgeübt wurde und
      b) kein Ausschlussgrund des Absatzes 3 vorliegt.
      Das Dokument mit der Bestätigung nach Satz 1 Nr. 1 und der Versicherung nach Satz 1 Nr. 3 ist dem vertretenden Ehegatten für die weitere Ausübung des Vertretungsrechts auszuhändigen.
5. Das Vertretungsrecht darf ab der Bestellung eines Betreuers, dessen Aufgabenkreis die in Absatz 1 Nr. 1 bis 4 bezeichneten Angelegenheiten umfasst, nicht mehr ausgeübt werden.
6. § 1821 Absatz 2 bis 4, § 1827 Absatz 1 bis 3, § 1828 Absatz 1 und 2, § 1829 Absatz 1 bis 4 sowie § 1831 Absatz 4 in Verbindung mit Absatz 2 gelten entsprechend.

3. Sterbe- und Begräbnisrituale

Ergänzend zur bedürfnisorientierten Patientenverfügung steht hier noch ein Formular für Überlegungen und Reflektionen zum Sterben, zum Tod und zu Begräbnismöglichkeiten zur Verfügung.

Im Falle meines Todes verfüge ich Folgendes zu meinem Sterberitual und zu meinem Begräbnisort:

Ritual nach dem Ableben:

Soll es eine Feier zum Abschied geben?   Ja   Nein (Stille Beisetzung)   ☐

Wenn ja, wie, wo, etc. :

Welche Personen sollen anwesend sein:

Welche Personen sollen nicht anwesend sein:

Soll es eine religiöse Abschiedsfeier sein: Ja   Nein   ☐

Soll es eine weltliche Abschiedsfeier sein: Ja   Nein   ☐

Soll es eine ganz andere Abschiedsfeier sein?

Wer soll die Abschieds-Rede halten:

Welche Musik oder Lieder wünsche ich mir bzw. soll gespielt werden, sofern möglich?

Bestattungsart und Bestattungsort/Möglichkeiten (bitte zutreffendes ankreuzen):

a)   Friedhof

1. Friedhofswunsch (Ort) und spezieller Ort der Grabstelle: ....

2. Erdbestattung

3. Feuerbestattung (Urne)

4. Besondere religiöse Bestattungen

5. Familiengrab   ja   nein   //   Einzelgrabstelle   ja   nein

6. Baumbestattung (sh 9.1.)

7. Gemeinschaftsgrab (sh 9.1.)

8. Wiese (sh. 9.1.)

9. Friedwald

   9.1.   Anonym

   9.2.   Teil-Anonym (Im Beisein der Angehörigen möglich)

   9.3.   Unbegleitet

b)   Seebestattung

c)   Diamant, Asche verstreuen etc.

d)   Privatort/Bestattung im Ausland (Überführung)

e) Ich möchte für anatomische/wissenschaftliche Zwecke meinen Körper zur Verfügung stellen (Körperspende). (Kontaktaufnahme mit Institut für Anatomie/Zellbiologie erforderlich ab 60. LJ) Information: https://anatomie.charite.de/fuer_koerperspender/

Bitte die Regelungen der einzelnen Bundesländer (Bestattungsgesetz) beachten.

Literatur

Beauvoir, Simone de. 2005 (1951). *Sitte und Sexus der Frau.* Reinbek: Rowohlt.

Boer, T. 2021. „Erfahrungsbericht aus Holland." *Zeitschrift für medizinische Ethik*, 455–467.

Boorse, Christopher. 1975. „On the distinction between Disease and Illness." *Philosophy and Public Affairs*, 5: 49-68.

Bourdieu, Pierre. 1982. *Die feinen Unterschiede. Kritik der gesellschaftlichen Urteilskraft.* Frankfurt: Suhrkamp.

Dierksmeier, Claus. 1994. *Medizinische Ethik.* München: Beck Verlag.

Dworkin, Ronald. 1993. *Life's Dominion. An argument about abortion, euthanasia and individual freedom.* New York: Random House LLC.

Gilligan, Carol. 2000. „Care Ethik." In *Feminismus und Gerechtigkeit: Über eine Ethik von Verantwortung und Diskurs*, 44–60. Berlin, Boston: Akademie Verlag.

Goffman, Erving. 2007. *Wir alle spielen Theater.* München: Piper.

Hegel, G.W.F. 1970. *Grundlinien der Philosophie des Rechts.* Frankfurt/M.: Suhrkamp.

Heide, Rainer. 2017. *Was ist wahr, was ist falsch? .* München: Grin.

Heide, Rainer. 2018. *Psychopharmaka als Mittel zur Freiheitsbeschränkung.* Wiesbaden: Springer Verlag.

Heide, Tillmann. 2018. „Warum private Sprache unmöglich ist." Berlin: Freie Universität.

Heide, Tillmann. 2024. *Das Zirkulationsverhältnis der Gabe.* Berlin: FU Berlin.

Jox, J. Ralf, Ach, Johann S., und Bettina Schöne-Seifert. 2014. „Patientenverfügung bei Demenz -Der „natürliche Wille" und seine ethische Einordnung." *Deutsches Ärzteblatt*, 7. März: 394–396.

Kant, Immanuel. 2008. *Grundlegung der Metaphysik der Sitten.* Stuttgart: Reclam.

kna. 2017. „Erste Strafuntersuchung in Niederlanden nach Sterbehilfe." *Deutsches Ärzteblatt*, 29. September.

Krause, Franziska. 2010. „Der Patient als Kunde? Ethische Reflexionen zum Ideal der Patientenautonomie und dem Selbstverständnis der Medizin." In *Richtlinien, Ethikstandards und kritisches Korrektiv*, von Julia Inthorn, 91–104. Göttingen: Edition Ruprecht.

Locke, John. 1823/1963. *The works of in ten volumes II.* London/Aalen: Scientia Verlag.

Lotter, Maria-Sybilla. 2012. *Scham, Schuld, Verantwortung.* Berlin: Suhrkamp Verlag.

R. Heide, *Die bedürfnisorientierte Patientenverfügung*, essentials,
https://doi.org/10.1007/978-3-662-72256-5

Luhmann, Niklas. 1987. *Soziale Systeme*. Frankfurt/M: Suhrkamp Taschenbuch Wissenschaft.

Maturana, Humberto. 2001. *Was ist erkennen?* München: Goldmann Verlag.

O'Neill, Onora. 2002. *Richtlinien, Ethikstandards und kritisches Korrektiv*. Cambridge: Cambridge University Press.

Pantel, Weber, und Bockenheimer-Lucius et. al. 2005. *Psychopharmaka im Altenheim*. Frankfurt/M.: J. W. Goethe Universität.

Parfit, Derek. 1984. *Reasons and Persons*. Oxford: Oxford University Press.

Parsons, Talcott. 1967. „Definition von Gesundheit und Krankheit." In *Der Kranke in der modernen Gesellschaft*, von A. Mitscherlich, T. Brocher, O. v. Mering und K. Hrsg Horn, 57–87. Köln, Berlin: Kiepenheuer und Witsch.

—. 1951. *The Social System*. Glencoe: Free Press.

Quante, Michael. 2007. *Person*. Berlin: Walter de Gruyter.

Schramme, Thomas Hrsg. 2012. *Krankheitstheorien*. Berlin: Suhrkamp Verlag.

Spaemann, Robert. 1996. *Personen*. Stuttgart: Klett Cotta.

Wittgenstein, Ludwig. 1984. *Philosophische Untersuchungen*. Frankfurt/M: Suhrkamp.

GPSR Compliance

*The European Union's (EU) General Product Safety Regulation (GPSR)
is a set of rules that requires consumer products to be safe and our
obligations to ensure this.*

*If you have any concerns about our products, you can contact us on
ProductSafety@springernature.com*

In case Publisher is established outside the EU, the EU authorized
representative is:

Springer Nature Customer Service Center GmbH
Europaplatz 3
69115 Heidelberg, Germany

Batch number: 09013074

Printed by Printforce, the Netherlands